Docteur E. DELEFOSSE

LA

GRAVELLE URIQUE

SON TRAITEMENT

A

FORGES-LES-EAUX

J.-B. BAILLIÈRE ET FILS
PARIS

CAUSES ET TRAITEMENT

DE LA

GRAVELLE URIQUE

et en particulier du traitement de cette maladie

PAR LES

EAUX DE FORGES-LES-EAUX (Seine-Inférieure)

DU MÊME AUTEUR

La pratique de l'analyse des urines et de la bactériologie urinaire, 5e édition, 1893, 1 vol. in-18 jésus de 212 pages avec 26 planches comprenant 103 fig., cart. . . . . 4 fr.

Pratique de la chirurgie des voies urinaires, 2e édition, 1887, 1 vol. in-18 de 590 pages, avec 142 fig. . . . . 7 fr.

La pratique de l'antisepsie dans les maladies des voies urinaires, 1893, 1 vol. in-18 jésus de 300 pages, avec 49 fig. cart. . . . . 4 fr.

Leçons cliniques sur la contracture du col vésical, faites à l'École pratique de la Faculté de médecine de Paris, 1879, in-8, 116 pages. . . . . 3 fr. 50

Leçons cliniques sur l'uréthrotomie interne, faites à l'École pratique de la Faculte de médecine de Paris, 1880, 111 pages, avec 10 fig. . . . . 3 fr.

Du cathétérisme en général et du cathétérisme par temps et mouvements, 1884, in-8, 40 pages avec 8 fig . . . . 1 fr. 25

Quelques réflexions sur la lithotritie rapide pratiquée suivant la méthode du Dr Bigelow (*Union médicale*, 1883).

De la suture de la vessie, 1890, in-8, 40 pages.

Des instruments actuellement employés dans la lithotritie, in-8,

Etc., etc.

LIBRAIRIE J.-B. BAILLIÈRE ET FILS

CAUSES ET TRAITEMENT

DE LA

GRAVELLE URIQUE

et en particulier du traitement de cette maladie

PAR LES

EAUX DE FORGES-LES-EAUX (Seine-Inférieure)

PAR

E. DELEFOSSE

DOCTEUR EN MÉDECINE,
RÉDACTEUR EN CHEF
DES
ANNALES DES MALADIES DES ORGANES GÉNITO-URINAIRES

PARIS
LIBRAIRIE J.-B. BAILLIÈRE ET FILS
RUE HAUTEFEUILLE, 19, PRES LE BOULEVARD ST-GERMAIN

1895

PRÉFACE

Les hasards d'une excursion m'ayant amené près de Forges, je mis à profit cette occasion pour visiter une station thermale très en vogue aux siècles derniers et à laquelle reste attaché le souvenir de Louis XIII, d'Anne d'Autriche et de Richelieu. Séduit par le pays, je prolongeai mon séjour et j'utilisai ce dernier en parcourant les différents ouvrages sur les eaux de Forges. Je savais, comme tout le monde, que ces eaux ferrugineuses, supérieures à celles de Spa, sont surtout employées contre la chloro-anémie, la stérilité, etc.; mais mon étonnement fut grand, je l'avoue, d'apprendre que, pendant deux siècles, les malades atteints de la gravelle et de la pierre accouraient en foule à cette station et obtenaient d'excellents résultats de cette cure thermale.

La curiosité me fit poursuivre cette piste, à Paris, sur un sujet qui m'occupe particulièrement et, un livre chassant l'autre, je me trouvai un jour avoir lu toute la littérature médicale concernant le traitement de la gravelle par les eaux de Forges : de là, à réunir mes notes et à les publier, il n'y avait qu'un pas.

Mais la gravelle est une affection qui nécessite aussi un traitement à domicile (j'ajouterai permanent) : c'est ce qui m'a donné l'idée de faire précéder cette notice sur Forges par quelques considérations générales sur les causes et les traitements préservatif et curatif de la gravelle. Pour ce dernier travail, j'ai utilisé non seulement les ouvrages parus sur la matière, mais encore l'expérience personnelle d'une longue pratique spéciale.

Dr DELEFOSSE.

Paris, le 16 mars 1895.

PREMIÈRE PARTIE

DE LA GRAVELLE URIQUE

CHAPITRE Ier

CONSIDÉRATIONS GÉNÉRALES SUR LA GRAVELLE

ARTICLE PREMIER.

Définition, classification et causes générales de la gravelle.

Le traitement médical préventif et curatif de la gravelle urinaire est fondé sur la connaissance des actions pathogéniques, c'est-à-dire des causes directes ou indirectes de la production de cette affection.

Mais avant d'aborder ce point capital, il est nécessaire de bien établir ce qu'il faut entendre par gravelle, graviers, sédiments urinaires, etc., et préciser le genre de gravelle auquel on a affaire.

L'urine, à l'état normal, tient en dissolution certains principes solides : quand il y a excès ou dépôt de ces principes, la maladie connue sous le nom de *gravelle* est constituée.

Il doit exister, naturellement, autant d'espèces de gravelle qu'il y a de principes solides dans l'urine : cependant on n'en distingue, dans la pratique, que trois principales : 1° La *gravelle urique*, qui est la plus commune et la plus importante ; 2° La *gravelle oxalique* ; 3° La *gravelle phosphatique* ou *terreuse*.

Des auteurs ont basé une classification de la gravelle sur son étiologie, c'est-à-dire sur les causes de sa production. Le docteur Durand-Fardel, entre autres, en distingue deux sortes : la *gravelle diathésique* (gravelle urique, gravelle oxalique) et la *gravelle catarrhale* (gravelle phosphatique), c'est-à-dire une gravelle par trouble général de la nutrition et une gravelle par maladie locale (affections des voies urinaires rendant les urines alcalines, d'où dépôt de phosphates). Cette classification, quoique très bonne, a un inconvénient : elle élimine la *gravelle phosphatique essentielle* dont l'existence est démontrée.

La meilleure classification, surtout au point de vue du traitement, est établie par le tableau suivant :

Gravelle diathésique primitive, à réaction acide et alcaline.	urique (acide urique, urates), oxalique (acide oxalique, oxalates), phosphatique (alcalins).

Gravelle catarrhale secondaire due à une inflammation des voies urinaires, à réaction alcaline.	phosphatique.

La gravelle la plus commune, sans conteste, est la gravelle *urique* ou *goutteuse* : c'est donc celle-là que j'étudierai principalement et même uniquement.

Ces principes solides donnent non seulement lieu à plusieurs genres de gravelles, mais ils se déposent sous différents volumes, d'où les qualificatifs de *sédiments*, *sables*, *graviers*, *calculs*, *pierres*.

Chaque auteur a défini, suivant son idée personnelle, ce qu'il fallait entendre par ces différents noms.

Je copie ce que M. le Dr Mabboux (de Contrexéville) a écrit sur ce sujet, car ses définitions me semblent très claires.

Les *sédiments* sont constitués par une poussière impalpable, rouge ou grisâtre qui s'attache aux parois du vase ou se dépose au fond par suite du refroidissement du liquide. On les trouve dans l'urine des fiévreux, au lendemain d'un excès de table ou d'une grande fatigue musculaire.

Lorsqu'ils ne se montrent qu'accidentellement,

on ne saurait y voir un commencement de gravelle.

Le *sable* consiste dans des concrétions pulvérulentes très fines, mais facilement séparables les unes des autres, qui se déposent aussitôt après l'émission.

La *gravelle* s'entend de l'agrégation des sables, formant de petits corps plus ou moins arrondis dont la grosseur varie depuis celle d'une graine de pavot jusqu'à celle d'une graine de chènevis.

Les *graviers* sont des concrétions plus grosses, lisses ou irrégulières, de forme sphérique ou ovalaire, dont les dimensions n'excèdent pas le diamètre de l'urèthre ou les limites de sa dilatabilité naturelle.

Les *calculs* sont des graviers trop gros pour pouvoir sortir de l'urèthre sans opération.

Les mots de *calcul* et de *pierre* s'emploient souvent l'un pour l'autre ; cependant le mot *pierre* exprime généralement un degré de plus dans l'échelle des grosseurs des concrétions urinaires.

M. le professeur Bouchard a donné une excellente définition de la gravelle urique : « Il est une maladie nette, circonscrite, bien délimitée, une espèce morbide précise comme la goutte et qui a avec la goutte d'intimes affinités pathologiques. Cette maladie, c'est la gravelle. L'élaboration vicieuse de l'acide urique est en quelque sorte toute la gravelle. »

Il est parfaitement établi aujourd'hui que la gravelle urique accompagne presque toujours les manifestations goutteuses et qu'elle dérive du même vice de nutrition. Le professeur Lecorché regarde la gravelle urique comme presque toujours de nature goutteuse et la colique néphrétique comme une attaque aiguë de goutte rénale. « Ceux qui font de la goutte articulaire et de la gravelle deux maladies différentes jouent sur les mots. Ce ne sont même pas les « deux sœurs », comme disait Erasme; c'est la même maladie se portant sur des points différents et déterminant ici l'attaque articulaire, là l'attaque néphrétique. »

De cette identité de nature on peut de suite tirer cette conclusion que le traitement de l'une est le même que le traitement de l'autre.

L'acide urique étant le principal et le seul facteur de la gravelle urique, il est nécessaire d'étudier brièvement ce corps organique. En outre, l'acide urique étant un produit azoté important de la désassimilation, le champ d'études s'élargit et au premier plan se placent les modifications des aliments azotés dans l'organisme.

Je suis donc amené par les considérations précédentes à dire quelques mots sur la métamorphose des matières azotées dans l'organisme et sur l'alimentation.

ARTICLE II.

De la transformation des matières azotées dans l'organisme.

Il est parfaitement démontré actuellement : 1° que l'acide urique est un produit de transformation médiate des substances azotées : il dépend donc de l'alimentation ; 2° que l'azote entre fixé dans le circuit vital et en sort de même : les phénomènes vitaux sont impuissants à en augmenter ou en diminuer la quantité.

Plusieurs savants ont appuyé ces propositions de leur grande autorité. « Quel que soit le siège de sa production, quelle que soit la série des transformations chimiques : oxydations, dédoublements, copulation, qui lui donnent naissance, l'acide urique a pour origine la matière azotée des aliments, car l'animal transforme la matière azotée, mais il ne la fait pas : il la puise directement dans le règne végétal, et, s'il la prend dans le règne animal, il l'emprunte encore indirectement au règne végétal. La production de l'acide urique doit donc être influencée par la nature des aliments. » BOUCHARD. — « La réaction acide de l'urine est en rapport avec une alimentation azotée. Peu importe que les matières azotées soient d'origine animale ou végétale. » Claude BERNARD. — « Comme l'urée, l'acide urique ne prend pas naissance dans le rein, mais est seulement éliminé par cette glande. Comme l'urée aussi, son existence est en rapport direct avec le mode d'alimentation plus ou moins azoté. ..... Qu'il suffise, pour nous cliniciens, de savoir que l'acide urique augmente avec une nourriture azotée abondante, tandis qu'il diminue sous l'influence d'une alimentation moins substantielle. » GUYON. — Enfin « L'azote entre dans la plante à l'état de combinaison sous forme d'ammoniaque, d'acide nitreux ou nitrique ; il y prend part à la formation des combinaisons organiques les plus compliquées, passe avec elles, surtout sous forme de substances protéiques, dans le corps de l'animal et abandonne celui-ci sous forme de combinaisons qui, comme l'urée et l'acide urique, se décomposent rapidement à l'air avec formation d'ammoniaque. » BUNGE.

Nous voyons par ces citations que l'évacuation de la substance azotée se fait, à l'état normal, sous forme d'urée ; mais, si l'élaboration de cette substance n'a pas lieu d'une manière complète pour des raisons spéciales, au lieu d'urée il y a production d'acide urique, d'acide oxalique.

Toute la thérapeutique de la gravelle urique est donc basée : 1° sur l'étude de l'alimentation normale ; 2° sur cette théorie que, l'acide urique étant un produit important de la substance azotée, tout ce qui pourra altérer la bonne élaboration de la substance azotée, arrêter sa transformation complète, devra être considéré comme nuisible. En d'autres termes, le traitement de la gravelle n'est que l'étude approfondie des causes qui peuvent empêcher la matière d'arriver en un temps donné à subir dans l'organisme toutes ses métamorphoses pour la quitter enfin après avoir rendu le plus de service, c'est-à-dire avoir atteint le plus haut degré possible d'oxydation.

ARTICLE III.

Etude sur l'alimentation normale.

Bunge fait observer avec juste raison que l'ancienne définition de ce que l'on doit entendre par *aliments*, n'est plus exacte maintenant, car elle est antérieure à la découverte de la loi de la conservation de l'énergie.

On nomme *aliments*, disait-on, les substances que nous absorbons pour réparer les pertes subies et remplacer les parties usées de notre corps. D'après cette définition, l'eau serait l'aliment par excellence, car notre corps en contient 63 °/₀. Nous perdons continuellement de l'eau par les poumons, la peau et les reins, et cette perte ne peut être compensée que par l'absorption d'une quantité d'eau équivalente. Et pourtant, il ne viendra à l'idée de personne de prétendre que l'eau nourrit. Mais pourquoi l'eau ne nourrit-elle pas ? Par la simple raison, écrit Bunge, que l'eau absorbée n'introduit aucune tension nouvelle dans l'organisme.

Il faut donc désigner actuellement sous le nom d'*aliments*, non seulement les substances qui ont pour but de remplacer les parties détruites de notre organisme, mais toutes celles qui lui constituent une force d'énergie, ce qui fait comprendre, parmi les aliments, l'oxygène inspiré.

Parmi les classifications qui ont été proposées pour les aliments, je prendrai celle qui me paraît la plus claire et répond le mieux possible à l'étude du sujet que je traite.

Les aliments comprennent :

1° LES MATIÈRES ALBUMINOÏDES OU PROTÉIQUES ;

2° LES HYDRATES DE CARBONE ET LES GRAISSES ;

3° LES ALIMENTS INORGANIQUES.

1° *Les matières albuminoïdes ou protéiques.* — Ce sont les aliments les plus importants, car, comme le dit parfaitement Bunge, ce sont les seuls d'entre tous les aliments organiques dont l'organisme ne peut se passer et qui ne peuvent être remplacés par rien.

Ils sont formés par la combinaison de cinq

éléments : azote, oxygène, hydrogène, carbone et soufre. Ces éléments ne sont jamais réunis en solution parfaite ; c'est pourquoi Graham (1861) a donné, à tous ces corps qui ne sont dissous qu'en apparence, le nom de *substances colloïdes*.

On les a appelés aussi *matières protéiques*, parce qu'on les considère comme les véritables protées d'un type unique, fondamental, l'albumine.

Les matières gélatineuses forment un groupe très rapproché des matières albuminoïdes, mais non identique. On ne peut former des matières albuminoïdes en partant de la gélatine, tandis que, par contre, tous les tissus gélatineux du corps sont formés par des matières albuminoïdes.

2° *Les hydrates de carbone et les graisses*. — Ces aliments ne contiennent pas d'azote, ni de soufre, mais seulement de l'oxygène, de l'hydrogène et du carbone. Ces éléments sont combinés d'une manière inégale dans les hydrates de carbone et les graisses. Ces dernières sont riches en carbone et en hydrogène et les hydrates en oxygène. — On voit de suite, par ce simple exposé, que, en ce qui concerne le traitement de la gravelle : (α) les hydrates de carbone et les graisses valent mieux que les matières albuminoïdes, puisqu'elles ne contiennent pas d'azote ; (β) les hydrates (sucre) valent mieux que les graisses, puisqu'ils sont plus oxygénés ; (γ) les matières albuminoïdes étant indispensables, le régime mixte est une nécessité absolue.

Le caractère des matières albuminoïdes (viande, gluten du froment, albumine du blanc d'œuf, caséine du fromage, gélatine et chondrine), des hydrates (amidon, dextrine, sucres et gommes) et des graisses, le caractère, dis-je, de ces trois groupes d'aliments organiques est qu'ils ne peuvent être produits que par l'activité d'êtres vivants, animaux ou plantes ; de sorte qu'on peut les désigner convenablement sous le nom de *substances alimentaires vivantes*.

3° *Les aliments inorganiques.* — Ces aliments comprennent l'eau et les sels de divers alcalins, terreux ou métalliques.

4° Si l'on admet la nouvelle définition du mot « aliment », l'*oxygène* doit être ajouté à cette liste, quoique n'étant pas absorbé par le canal alimentaire.

Examinons les aliments organiques en ce qui

concerne leur proportion à introduire dans l'organisme. Les graisses et les hydrates peuvent se compenser mutuellement, mais seulement jusqu'à un certain point : il est donc nécessaire d'ajouter du sucre à l'alimentation la plus grasse et réciproquement. Mais les hydrates et les graisses peuvent-ils compenser les aliments albuminoïdes ? Question très importante en ce qui nous concerne, puisque le traitement de la gravelle consistera principalement en suppression de matière azotée, c'est-à-dire en suppression d'albuminoïdes.

Un homme sain doit absorber 100 gr. d'albumine par jour pour rester en équilibre ; s'il absorbe une grande quantité de graisses et d'hydrates, cette quantité d'albumine peut être considérablement diminuée. Cependant, nous ne devons pas oublier qu'ainsi qu'il a été indiqué plus haut, rien ne peut remplacer l'albumine. D'où cette donnée très importante dans le traitement de la gravelle : le meilleur régime serait celui où il n'y aurait que des hydrates et des graisses, sans matières albuminoïdes; mais, comme le régime albuminoïde est nécessaire et indispensable dans une certaine mesure, sous peine d'amener la déchéance vitale, on ne peut se passer de ce régime et le choix, dans le traitement, devra se porter surtout sur les matières albuminoïdes qui contiennent le moins d'azote.

Nous venons de voir que l'homme doit absorber 100 gr. de matières albuminoïdes par jour : on peut ajouter qu'il a besoin de relativement moins d'albumine et plus d'hydrates de carbone. Il n'est pas aussi facile d'indiquer la quantité normale de graisses et d'hydrates de carbone dont notre organisme a journellement besoin. On admet les chiffres moyens suivants : 50 à 200 gr. de graisse, 300 à 800 gr. d'hydrates de carbone et 120 à 150 gr. de matières albuminoïdes ; mais il faut encore tenir compte d'autres facteurs, l'effort musculaire nécessaire qui exige d'autant l'emploi des hydrates, la température qui demande plus de graisses. Les Lapons mangent beaucoup de graisses ; les habitants des tropiques ont une alimentation très pauvre en graisse, mais riche en hydrates de carbone.

En résumé, l'homme bien portant élimine 256 gr. de carbone pour 19 gr. d'azote, ou, en chiffre rond, ne demande en azote que la treizième partie du carbone. S'il ne se nourrit que de viande, il faudra qu'il mange 2 kilogr. de viande sans graisse, c'est-à-dire une quantité prodigieuse. Ceci implique une somme considérable de travail physiologique pour la transformation des aliments et une dépense excessive de force et de temps pour dissoudre et absorber les résultats de la digestion. Si, au contraire, ses aliments organiques ne consistent qu'en hydrates ou en graisses, il souffrira de ce que l'on a appelé l'inanition azotée et mourra rapidement. C'est donc dans une nourriture mixte que l'homme trouvera de quoi subvenir à ses dépenses physiologiques. D'ailleurs, l'empirisme avait déjà résolu ce problème, car le régime mixte a été adopté universellement par le genre humain.

Nous avons peu de chose à dire sur les substances inorganiques. L'eau est d'une nécessité absolue, car les reins ne peuvent éliminer les combinaisons azotées qu'en solutions aqueuses. Les sels jouent un rôle assez important dans l'alimentation : mais il ne faut pas en abuser.

Entre autres points importants à signaler, il existe une corrélation entre le régime et l'emploi du sel de cuisine.

Un fait très connu, c'est que les hommes qui

vivent de viande ont bien moins besoin de sel que ceux qui vivent de végétaux. Les paysans qui vivent d'un régime plus végétarien que les habitants des villes, usent trois fois plus de sel de cuisine que ces derniers. Les animaux carnivores n'aiment pas le sel, qui est si recherché par les herbivores. Bunge explique ce fait de la façon suivante : La richesse en potasse de l'alimentation végétale (l'herbivore absorbe une quantité de potasse au moins trois ou quatre fois plus grande que le carnivore) peut être la cause du besoin de chlorure de sodium chez les herbivores par les raisons ci-dessus : si l'on met en présence du carbonate de potasse et du chlorure de sodium, il se forme du chlorure de potassium et du bicarbonate de soude ; mais le seul sel inorganique que possède le sang est le chlorure de sodium, qui est indispensable ; si donc on introduit de la potasse dans l'économie, il y a transformation du chlorure de sodium et nécessité d'en ingérer de fortes doses comme compensation ; le carbonate de soude produit est éliminé par les reins. Si un homme mangeait exclusivement des pommes de terre, il consommerait jusqu'à 40 gr. de potasse par jour :

c'est ce qui explique la nécessité de faire usage de sel quand on mange des pommes de terre et aussi, j'ajouterai, l'impossibilité de se priver de ce condiment avec cette alimentation.

Un autre point à considérer dans la quantité de sels minéraux à absorber, c'est qu'il est reconnu actuellement par M. Bouchard que l'auto-intoxication se fait par les sels de potasse, que, comme nous venons de le voir, les reins éliminant ces sels, l'auto-intoxication augmente pour peu que les reins soient atteints, même légèrement, et arrêtent cette élimination. D'où encore ces conclusions pratiques à tirer, chemin faisant : 1° les pommes de terre sont excellentes contre la gravelle urique puisqu'elles contiennent de la potasse ; mais il ne faut pas en abuser, surtout lorsque les reins, ce qui est fréquent chez les graveleux, sont atteints ; 2° l'utilité de manger beaucoup de sel avec un régime végétarien est double, puisqu'ainsi on maintient le sel du sang et on augmente l'alcalinité de l'urine par la production du carbonate ; 3° quand les reins sont malades, les pommes de terre doivent être remplacés par un végétal moins riche en potasse, le riz par exemple, qui est très pauvre en sel potassique.

Je terminerai cet exposé sur l'alimentation normale par la reproduction de deux tableaux établis par Kœnig (de Berlin), indiquant, le premier, combien certains aliments contiennent, à l'état naturel, pour 100, de matières albuminoïdes, de graisses et d'hydrates de carbone; le deuxième, la quantité de chaque substance que nous devons consommer à l'état naturel, pour avoir la quantité normale de 100 gr. de matières albuminoïdes.

TABLEAU I

	Matières albuminoïdes	Graisses	Hydrates de carbone
Pommes	0,4	»	13
Carottes	1,1	0,2	9
Pommes de terre	2,0	0,1	20
Lait de femme	2,4	4,0	6
Choux	3,3	0,7	7
Lait de vache	3,4	4,0	5
Riz	8	0,9	77
Maïs	10	4,6	71
Froment	12	1,7	70
Blanc d'œuf de poule	13	0,3	»
Poisson gras (anguille)	13	28	»

	Matières albuminoïdes	Graisses	Hydrates de carbone
Viande de porc grasse..	15	37	»
Vitellus de poulet.....	16	32	»
Viande de bœuf grasse..	17	26	»
Poisson maigre (brochet)	18	0,5	»
Viande de bœuf maigre.	21	1,5	»
Pois	23	1,8	58

TABLEAU II

100 grammes de matières albuminoïdes sont contenus dans :

25.000 gr. de pommes,
9.000 de carottes,
5.000 de pommes de terre,
4.200 de lait de femme,
3.000 de choux,
1.250 de riz,
1.000 de maïs,
800 de froment,
750 de blanc d'œuf de poule,
750 de poisson gras (anguille),
650 de viande de porc grasse,
620 de vitellus de poule,

600 gr. de viande de bœuf grasse,
550 de poisson maigre (brochet),
480 de viande de bœuf maigre,
430 de pois.

ARTICLE IV

De l'acide urique et des urates.

L'acide urique est le principe que l'on rencontre le plus souvent dans l'urine après l'urée. A l'état normal, il est dissous dans l'urine ; quand ce liquide se refroidit, il laisse déposer l'acide urique, soit sous forme de cristaux rougeâtres, soit en nappe légère rosée, collée au vase et que l'on ne peut détacher qu'avec de l'eau bouillante.

La quantité d'acide urique sécrétée par l'homme en 24 heures varie considérablement. Elle dépend surtout de la composition de la nourriture. Avec une alimentation exclusivement végétale, elle ne comporte que de 0,02^{g} à 0,07^{g}, pour s'élever, avec une alimentation exclusivement animale, à 2 gr. et au-dessus.

La formule de l'acide urique est $C_5 H_4 Az_4 O_3$.

Si l'on ajoute du carbonate de soude, on a $C_5 H_3 Na Az_4 O_3$, qui est de l'urate acide de soude.

Si l'on mélange de l'acide urique avec un alcali libre, on a un atome encore de moins d'H, d'où l'urate neutre.

La dissolution de l'acide urique dans l'eau, les coefficients de dissolubilité, sont très importants à connaître, puisque le dépôt de cet acide et des urates forme la diathèse urique et la goutte.

Pour dissoudre 1 gr. d'acide urique, il faut :

à la température ordinaire......	14	litres d'eau.
à l'ébullition............... ..	2	—
à la température du corps humain.	7 à 8	—

L'urate acide de soude demande 1100 parties d'eau froide ou 124 parties d'eau bouillante.

De ces chiffres on peut tirer cette conclusion, que, la quantité d'urine normale étant de 1.500 à 2.000^{cc}, 1 gr. d'acide urique ne peut être dissous, puisqu'il faut 7 à 8 litres à la température du corps : c'est pourquoi l'on doit admettre que l'acide urique est dissous sous forme de sel alcalin.

« Un dépôt très léger est chose fréquente à la suite d'un bon repas arrosé de vins généreux ; il est alors transitoire et passager comme la cause elle-même. Nous le voyons, au contraire, prendre droit de domicile dans les urines des gens qui font trop bonne chère et dans celle des gros mangeurs, des grands buveurs. Les limites physiologiques ne sont qu'à peine franchies, et l'excès d'acide urique est souvent à peine appréciable ; il suffit que cela soit habituel pour en tenir compte comme d'un avertissement sérieux. Un pas de plus dans cette voie, et l'on arrive à la gravelle urique avec toutes ses conséquences. » GUYON.

Cependant un point très important à bien établir, c'est celui-ci : on a cru pouvoir tirer des conclusions diagnostiques de la présence de sédiments uriques dans l'urine, ce qui a fait souvent commettre de graves erreurs : ainsi, de l'augmentation de volume du sédiment, on a conclu à l'augmentation de la sécrétion de l'acide urique. Mais la formation des sédiments ne dépend pas seulement de l'augmentation absolue de l'acide urique, mais aussi d'autres facteurs. On trouve souvent que des urines, tout en déposant de l'acide urique cristallisé, ne contiennent pas plus d'acide urique et ne sont pas plus concentrées ni plus acides que d'autres qui restent claires et déposent des urates.

Urates. — Les urates existent constamment dans l'urine, sous la forme d'urates de soude, de potasse, de chaux, de magnésie ; ces urates alcalins sont solubles, à moins que la quantité d'eau ne soit faible et la température de la solution basse. Bien des malades sont effrayés de la boue rougeâtre ou jaunâtre qu'ils trouvent au fond de leur vase ; on les rassure en chauffant devant eux ce liquide, qui s'éclaircit, si c'est un urate alcalin.

Les dépôts d'urates sont un indice qui doit faire redouter la formation ultérieure de la gravelle rénale et de calculs urinaires. Les urates se rencontrent fréquemment dans les concrétions vésicales et rénales.

CHAPITRE II

DES CAUSES ET DU TRAITEMENT DE LA GRAVELLE

La gravelle étant produite par une élaboration vicieuse de l'acide urique, suivant la définition du professeur Bouchard, on pourra considérer comme causes de la gravelle tout ce qui contribue à rendre cette élaboration vicieuse.

Ces causes seront donc :

1° Augmentation de la quantité d'acide urique.

Cette augmentation peut se faire sous les deux influences suivantes :

(α) introduction exagérée d'acide urique (alimentation);

(β) empêchement pour les matières azotées de se transformer en urée, soit par suite de leur trop grande quantité, soit par ralentissement de la nutrition, défaut d'hygiène, manque d'oxygène, insuffisance d'exercice, ou hérédité, âge, etc.

2° Diminution de la solubilité de l'acide urique, par :

(α) concentration des urines;

(β) augmentation de leur acidité.

Toutes ces causes n'agissent pas avec la même puissance : c'est l'alimentation qui est la principale. « Une seule cause, écrit Leroy d'Etioles, j'en ai la conviction, exerce une influence puissante dans le développement de la gravelle et de la pierre : c'est le genre de vie des malades, en d'autres termes, une alimentation et une hygiène mal entendues agissant de concert. Je ne veux certes pas nier la participation que peuvent avoir d'autres causes secondaires, telles que l'hérédité, l'âge, le sexe, la localité, etc. ; mais si l'on approfondit la part qu'elles prennent, on arrive encore à trouver derrière elles l'influence de l'alimentation. »

Le traitement consistera donc surtout dans un régime évitant ce qui augmente l'acide urique ou diminue sa solubilité.

Article premier

Causes principales de la gravelle, Traitement.

Alimentation.

Il y a longtemps que l'on a dit que la gravelle urique était une maladie de gens riches, étant engendrée par la bonne chère, les aliments trop abondants ou trop succulents, le défaut d'exercice. Cependant, quoique étant très exact, cet aphorisme cache une petite erreur que le professeur Bouchard a parfaitement indiquée. Les enfants pauvres, dit-il, peuvent aussi avoir la pierre par excès d'aliments : ceci paraît au premier abord paradoxal, mais il ne faut pas oublier que, souvent, chez l'enfant pauvre, le lait maternel est vite supprimé et remplacé par des bouillies, des soupes, de la viande même, qui sont administrées trop tôt et avec excès. Il en résulte que ces aliments sont mal élaborés et que la nutrition n'a pas le temps de les pousser jusqu'au terme extrême des oxydations. De là, la formation de la gravelle et de la pierre oxalique chez les enfants.

Il est très important d'étudier à fond cette

alimentation, ou, plutôt, ce qu'il faut prendre, ce qu'il faut rejeter de l'alimentation normale.

Camerer a fait, sur sa propre personne, des expériences très intéressantes, en modifiant son régime; seulement, cette modification ne durait que quelques jours.

A régime animal seul.

B régime presque exclusivement végétal.

C régime végétal avec excès de végétaux verts.

D régime mixte, mais sans fruits, ni végétaux verts.

Régime	Azote total	Acide urique
A	17g85	0g746
B	8 61	0 600
C	7 73	0 539
D	13 42	0 712

Régime carné. — Nous avons vu, que la viande contient beaucoup d'azote et, par conséquent, fait entrer beaucoup d'acide urique dans l'économie ; que l'on peut dire, avec juste raison, que le gros mangeur qui peut se donner le luxe d'un régime fortement animalisé est un candidat à la gravelle ; mais nous avons établi aussi que l'homme doit consommer par jour 100 gr. de matières albuminoïdes que rien ne peut remplacer. Si l'on ajoute qu'il faudrait trop de végétaux pour obtenir ces 100 gr., que la viande se digère bien et s'assimile complètement, on en tirera cette conclusion que l'on ne doit pas supprimer radicalement le régime carné, mais faire un choix.

Il est donc important de se composer un régime aussi peu azoté que possible et de petite quantité. Sans régler son régime sur celui des prisons, le graveleux ne doit pas oublier que celui-ci guérit de la goutte et de la gravelle quoique contenant de la viande. C'est que, comme le dit très bien le Dr Picard, le régime de ces maisons n'est pas succulent, et que ce manque de succulence est justement ce qui convient aux goutteux et aux graveleux, ordinairement gros mangeurs et amateurs de bonne chère, qui trouveront dans un régime bien réglé le principal élément de leur guérison.

Si nous nous reportons au tableau 1, page 24, nous voyons que les viandes qui contiennent le plus de matières albuminoïdes ou azotées sont : la viande de bœuf maigre, la viande de bœuf grasse, la viande de porc grasse et maigre. On doit donc les laisser de côté comme nourriture journalière et se rabattre sur le mouton, le veau, laissant aussi de côté le gibier à poil, lièvre, chevreuil, sanglier, surtout faisandé. En ce qui concerne la volaille, on peut facilement se consoler de la défense du faisan, de l'oie, du canard, de la pintade, en utilisant le poulet, le pigeon, le dindon, le perdreau. Tous ces aliments doivent être préparés très simplement. Donc, supprimer les ragoûts au beurre noir, les sauces, les fritures, les truffes, champignons, muscade, piments : rien que du sel.

Il faudra rejeter aussi de son alimentation journalière les tripes, les foies gras, tous les organes internes des animaux. La viande salée et en général les salaisons produisent une urine très acide et riche en acide urique, car, par la salaison, les sels basiques (phosphates et carbonates alcalins) passent dans la saumure et sont remplacés par du chlorure de sodium. Bunge a entendu dire par des médecins russes que les concrétions uriques sont fréquentes dans certaines provinces de la Russie où le peuple se nourrit surtout de poissons salés.

Les escargots ne sont pas bons.

Les poissons ne sont pas en général une alimentation à conseiller aux personnes sujettes à la gravelle ; il est facile de comprendre pourquoi : le poisson contient beaucoup de phosphore, ce phosphore se transforme dans l'économie en acide phosphorique, lequel acidifie les urines et augmente leur acidité. Le Dr Picard ajoute avec raison que l'usage répété du poisson favorise et entretient les maladies de la peau auxquelles les goutteux et les graveleux sont sujets.

Les poissons de mer doivent être évités, sauf le merlan, la sole, la truite, le rouget, la barbue, le turbot. Il en est de même pour les crustacés, langoustes, homards, écrevisses, et pour les moules exception faite pour les huîtres, qui sont très digestibles. L'eau de mer qu'elles renferment était réputée anciennement comme excellente contre la gravelle.

Les fromages, sauf le gruyère, le camembert, le Pont-l'Evêque et les fromages à la crème, devront être évités. Bunge pense que l'élément le plus nuisible est le fromage. Il en donne l'explication suivante : les sels alcalins basiques ont passé dans le petit lait lors de la fabrication du fromage, et la combustion de la caséine dans l'organisme produit des quantités considérables d'acide urique, sulfurique et phosphorique, qui ne sont qu'insuffisamment saturées par les bases. On prétend que les calculs de la vessie sont très fréquents dans certaines contrées de la Saxe et d'Altenbourg, où la population des campagnes consomme beaucoup de fromages. En Suisse, les calculs sont rares, quoique le fromage y fasse aussi partie de l'alimentation du peuple : cela provient peut-être de ce qu'à côté du fromage on y consomme beaucoup de fruits.

Les œufs doivent être recommandés très modérément, car ils contiennent beaucoup de soufre, qui se *transforme* en acide sulfurique, d'où acidité de l'urine augmentée.

Le lait est l'aliment, par excellence, de la personne atteinte de gravelle. Il agit comme aliment, comme diurétique et comme alcalin; c'est l'ami des reins et des voies urinaires. Il peut être pris impunément. Quelques médecins ont craint qu'une grande consommation de cet aliment ne dilate l'estomac : comme on n'arrivera jamais à en prendre une quantité égale à la quantité d'eau ingérée quand on fait une cure thermale pour la gravelle, cette dilatation est peu à craindre. La véritable pierre d'achoppement, c'est le dégoût, qui arrive vite : aussi ne faut-il pas en faire une cure exclusive, mais le prendre par bols d'un quart de litre, de manière à en absorber trois à quatre litres dans les 24 heures, en croquant quelques tranches de pain grillé.

Régime végétal. — Depuis bien des années il a été établi que le régime végétarien diminue l'acide urique, Bunge rapporte deux expériences très concluantes : analyse de deux urines ; dans l'une, nourriture, pendant 48 heures, exclusivement de viande de bœuf; dans l'autre, nourriture, pendant le même temps, de pain de froment, beurre, sel et eau de source.

	Viande	Pain
Volume	1.672^{cc}	1.920^{cc}
Urée.	67^{g}2	20^{g}6
Acide urique. .	1^{g}398	0^{g}253

Les deux urines avaient une réaction acide.

Il serait donc tout naturel de se nourrir exclusivement de végétaux quand on est atteint de la gravelle ; mais, d'une part, il ne faut pas oublier que si l'urine normale devient alcaline après absorption, avec les aliments, de sels de potasse dont les acides peuvent être brûlés : (sels de potasse des acides malique, citrique, tartrique, d'où, comme nous le verrons plus tard, utilité de manger des baies, des fruits acides, des pommes de terre), il y a nécessité de ne pas trop insister sur les céréales et les légumineuses, qui donnent, comme la viande, une urine acide, car elles contiennent beaucoup de matières protéiques; d'autre part, on ne doit pas perdre de vue que, si, pour avoir les 100 gr. de matières albuminoïdes nécessaires journellement à son alimentation, l'homme ne les cherche que dans un régime végétarien, il sera obligé de consommer une quantité considérable de légumes, sous peine de fournir le supplément par sa propre chair, ce qui conduirait fatalement à l'anémie.

Il est donc essentiel de faire une division parmi les végétaux : ceux-ci sont, comme la viande, des aliments complets, mais ils renferment plus ou moins d'azote et il faut les consommer en grande qnantité pour trouver les matières albuminoïdes nécessaires. On les divise en féculents et en herbacés.

Les féculents contiennent de la légumine, qui est une substance azotée très nourrissante. Le tableau auquel j'ai déjà prié de se reporter montre que les pois contiennent plus de matières albuminoïdes que la viande de bœuf maigre ; il en est de même des haricots, des lentilles, des fèves ; le froment et le maïs en contiennent encore beaucoup: aussi faut-il abandonner le pain aux repas, pour le remplacer par des pommes de terre ou de la biscotte. Le riz est une très bonne nourriture : c'est un excellent aliment réparateur et contenant peu d'azote; on rencontre peu la gravelle chez les peuples de l'Orient qui en font une grande grande consommation.

Donc, pas de féculents.

Les aliments fabriqués avec la farine seront peu utilisés : nouilles, macaronis, pâtisseries ; on peut manger de la crème, des entremets glacés qui facilitent la digestion.

Les herbacés constituent un régime excellent ; mais ici il y a encore une distinction à faire. Les acides végétaux, sauf l'acide oxalique, se transforment en alcalins dans le corps; il n'en est pas de même des acides minéraux. Donc, tous les herbacés qui contiennent de l'acide oxalique doivent être éliminés : ce sont les haricots verts, l'oseille, le cresson, les tomates. J'ai eu, parmi mes clients, un Russe qui adorait les haricots verts et en faisait une grande consommation pendant son séjour à Paris : pendant ce temps, il rendait des quantités considérables d'acide urique. Tout le monde connaît l'histoire de cet homme rapportée par Magendie : son malade, pour se rafraîchir, prit journellement pendant un an, à lui seul, un plat d'oseille. Au bout de ce temps, il fut attaqué de la gravelle et rendit un gravier d'oxalate de chaux. Déjà, en 1834, Mitscherlich avait indiqué le cresson d'eau (la santé du corps!) comme renfermant beaucoup d'acide oxalique.

Ainsi que l'indique Leroy d'Etioles, les asperges doivent être signalées aux graveleux comme leur étant contraires, non pas qu'elles contiennent des oxalates, mais parce qu'elles exercent sur les reins une action spéciale, sans doute congestive, action manifestée par le ralentissement de la sécrétion, la concentration de l'urine. L'eau d'asperges est-elle diurétique, comme l'affirment les bonnes femmes, c'est probable; en tout cas, elle a une action très marquée sur le col de la vessie, qu'elle irrite.

Les autres herbacés doivent être utilisés largement: la salade, par l'acide acétique qu'elle contient, les choux, les carottes, les poireaux, les oignons, les pommes de terre et surtout la choucroute, sans saucisses, ni jambon; les choux-fleurs, les artichauts, les cardons, les salsifis non frits, les choux rouges au vinaigre, sont excellents; la laitue, la chicorée, les épinards, la romaine, etc., rentreront dans l'alimentation végétale. Bouchardat recommandait les radis rouges ou noirs; mais il faut laisser de côté le potiron, le melon, le concombre.

En résumé, les viandes et poissons de facile digestion et contenant peu d'azote, préparés simplement, les légumes privés d'acide oxalique, le lait, doivent faire le fond de la nourriture des graveleux; ce qui ne veut pas dire que les autres aliments doivent être complètement défendus, mais ils seront utilisés avec la plus grande modération. Je rapporte ici un tableau fait par Esbach, tableau donnant la liste des végétaux contenant de l'acide oxalique. Le poids de cet acide est celui contenu dans 1 kilogr. de ces substances, telles qu'elles sont livrées au commerce.

LISTE DES VÉGÉTAUX CONTENANT DE L'ACIDE OXALIQUE

1° *Epicerie et condiments.*

Thé noir total		3g750
— (infusion de 5 minutes)		2 060
Cacao en poudre	3g500 à	4 500
Chocolat		0 900
Chocolat pour une tablette		0 038
Poivre pur		3 250
Chicorée, café		0 795
Café, (mélange d'amateurs)		0 127
Cerfeuil		0 035
Persil		0 006

2° *Farineux.*

Haricots blancs	0g312
Fèves de marais	0 158
Céleri-rave	0 135
Pommes de terre	0 046
Pain, bonne qualité	0 047
Croûte du même	0 130
Mie du même	0 020
Farine de blé noir	8 171

Farine d'orge		0g039
— de maïs		0 033
Sarrasin, graine entière		beaucoup
Froment		un peu
Son de froment		0 848

3° *Mets végétaux et herbes cuites.*

Oseille	2g740 à	3g630
Epinards	1 910 à	3 270
Rhubarbe en branches		2 466
Choux de Bruxelles		0 020
Choux blancs		0 003
Betterave		0 390
Haricots verts	0g060 à	0 212
Salsifis		0 070
Tomate	0g002 à	0 052
Carotte		0 027
Céleri en branches		0 025

4° *Salades.*

Chicorée sauvage	0g103
Barbe-de-capucin	0 045
Escarole	0 017
Mâche	0 016

5° *Fruits.*

Figues sèches	0g270
Groseilles en grappes	0 130
Pruneaux	0 120
Groseilles à maquereau	0 070
Prunes	0 070
Framboises	0 062
Orange	0 030
Citron	0 030
Cerise	0 025
Fraise	0 012

Plusieurs de ces chiffres ne correspondent pas aux idées que j'ai émises sur quelques herbacés quant à leur teneur en acide oxalique ; mais il faut tenir compte de la quantité de l'aliment pris, car le poids indiqué est celui contenu dans 1 kilogr. de ces substances.

Les fruits jouent un grand rôle dans l'alimentation du graveleux. Je n'ai pas besoin, je pense, de combattre l'absurdité du préjugé populaire qui prétend que les fruits donnent la pierre parce qu'ils contiennent des concrétions. On doit faire pour les fruits la même sélection que pour les végétaux. Tous les fruits qui contiennent de l'acide oxalique doivent être rejetés : ce sont les groseilles en grappes, les figues sèches, les pruneaux.

Les fruits rouges bien mûrs ne contiennent pas d'acide oxalique. L'expérience a prouvé qu'on pouvait rendre alcaline l'urine d'un animal ou d'une personne, rien que par l'ingestion d'une abondante quantité de fruits mûrs, fraises, cerises, raisins, etc. Les fruits renferment des acides végétaux qui se décomposent en acide carbonique et forment des carbonates de soude et de potasse alcalins qui donnent à l'urine une réaction alcaline.

« Les sels alcalins à acides végétaux, qui existent en abondance dans certains fruits, les tartrates (raisins, prunes), les citrates (groseilles), les malates (pommes), les acétates alcalins, dont l'élimination hors de l'organisme se fait à travers le filtre rénal, à l'état de bicarbonates alcalins, diminuent l'acidité de l'urine lorsqu'ils sont employés dans une certaine mesure. Sous leur influence prolongée ou exagérée, l'urine peut devenir capable de bleuir le papier de tournesol.

Il en est de même de l'usage longtemps continué, même à dose moyenne, d'une eau très alcaline (Vichy, Vals). » GUYON.

D'ailleurs, ici, les théories chimiques concordent avec l'empirisme : les fraises sont un remède populaire contre la goutte. En revanche, il est difficile de faire comprendre au public qu'en se basant sur la même théorie chimique, la salade est utile et non contraire aux graveleux. Combien de fois ai-je entendu, dans mon cabinet, des malades atteints de gravelle, auxquels je prescrivais de la salade, me répondre : Comment, docteur, de la salade, mais c'est acide ! J'étais obligé de leur expliquer que le vinaigre, c'est de l'acide acétique, c'est-à-dire un acide végétal qui se transforme en alcalin dans l'organisme. Il en est de même du citron, etc.

Boissons. — De l'eau, et encore de l'eau, serait la boisson habituelle de la personne atteinte de la gravelle, si ce liquide n'était pas d'une digestion lourde bien souvent, surtout pris en assez grande quantité. « L'homme privé de vin, dit Sydenham, n'aurait jamais connu ni la goutte, ni la gravelle. »

Chez un individu qui ingère 1200 à 1300 gr. d'eau par jour, Genth vit osciller l'acide urique de $0^{g}52$ à $0^{g}71$; si l'on porte la quantité des boissons à 3.200^{cc}, il ne trouve plus que des traces ; et enfin, avec 5.500^{cc} d'eau, il ne trouve plus de traces d'acide urique. La matière azotée n'a plus fourni d'acide urique, parce qu'elle a été transformée en urée, et l'on sait, par les expériences de Genth et de Mosler, que les boissons abondantes augmentent la production de l'urée. Ce qui, en passant, nous permettrait de signaler que les eaux minérales, prises en grande quantité pour le traitement de la gravelle, agissent non seulement en lavant les voies urinaires, mais en transformant l'acide urique.

Quelles sont les boissons utiles et les boissons nuisibles : la délimitation est assez facile à établir.

Sont nuisibles : les vins blancs et rouges de Bourgogne, les vins blancs et rouges de Bordeaux, non dépouillés, les vins de Champagne et les vins mousseux, le Xérès et le Porto ; la bière, même légère, à plus forte raison le stout, l'ale, le porter ; l'alcool sous toutes les formes. A propos de ce dernier, j'ajouterai qu'il est parfaitement démontré actuellement que l'alcool ne facilite pas la digestion. Bunge le regarde comme « une source de force vive et non un aliment, et encore son action est-elle momentanée et plutôt paralysante. L'alcool, même à dose modérée, diminue la production d'urée et ralentit la nutrition ; il ne favorise pas la digestion, au contraire : les personnes qui ne boivent pas de vin ont plus vite faim, après un repas, que celles qui ont bu du vin, de la bière ou de l'alcool. »

Enfin l'eau de Seltz artificielle est mauvaise, car l'acide carbonique que contient cette boisson se dégage très vite et dilate l'estomac.

Parmi les boissons à utiliser, j'indiquerai :

Les vins blancs de la Moselle, du Rhin, de Bordeaux très légers ; le thé, qui est une excellente boisson : les Hollandais étaient très sujets aux calculs avant l'introduction du thé dans leur alimentation ; j'ai déjà dit que la pierre est rare chez les peuples orientaux qui consomment du thé. Le café léger, qui renferme, d'ailleurs, les mêmes principes que le thé (caféine), est très bon à doses modérées.

La gravelle et la pierre sont communes en Egypte (Clot-Bey), mais seulement chez les habitants du Delat et dans la basse Egypte. Jamais un noir, un Abyssin ou un Bédouin n'est affecté de la pierre. Les habitants du Delta mangent de la viande de mouton rôtie, une grande quantité de poissons, boivent beaucoup de boissons alcooliques; au contraire, les autres se nourrissent surtout de légumes, de riz, de dattes et boivent du café.

Le cidre doit être la boisson de prédilection des calculeux et des graveleux. Le regretté Dr Dumont, de Caen, en a donné toutes les raisons dans un livre, malheureusement pas assez répandu, intitulé *Propriétés médicales et hygiéniques du cidre*. A l'appui de cette opinion, je citerai la statistique de l'Hôtel-Dieu de Caen. En 59 ans, on n'a constaté que 4 cas de pierre, et encore, parmi ces 4 cas, il faut signaler qu'un malade buvait du vin. Les médecins de la Normandie sont d'ailleurs unanimes sur ce point et font observer que cependant la nourriture dans cette contrée est dans des conditions tout à fait favorables au développement de la maladie de la pierre.

Le Dr Dumont, après avoir démontré que, par

son alimentation, par le climat, l'humidité due aux marécages, le Bas-Normand devrait avoir la pierre, cherche la raison pour laquelle il ne l'a pas : « Pourquoi, dit-il, est-elle si rare chez nous, quand elle est si fréquente en Bourgogne ? En quoi un Bourguignon diffère-t-il d'un Bas-Normand ? La différence, la voici : l'un boit du vin, l'autre boit du cidre ; tout est là. »

Le cidre est un diurétique excellent, et cette propriété diurétique lui a été reconnue depuis bien longtemps, puisque, il y a trois cents ans, un médecin caennais, Paulmier, écrivait : « Les sidres sont si faciles à digérer, de si prompte distribution et si apéritifs pour la plupart, qu'ils méritent d'estre nombrez entre les remèdes dieurétiques qui purgent et mundifient les reins et provoquent l'urine. »

D'ailleurs, ici encore, l'empirisme populaire est d'accord avec la théorie : le Dr Dumont rapporte, à ce sujet, le vieil adage :

Jamais Normand, de Normandie,
N'a p.... seul, en compagnie.

Notre confrère attribue cette action diurétique du cidre à l'acide *malique* qu'il contient.

Son enthousiasme pour cette boisson le pousse même à déclarer qu'elle guérit la gravelle, ce qui me paraît difficile, car, d'après mon expérience médicale, la gravelle peut être enrayée dans ses manifestations et devenir latente ; mais guérie radicalement, c'est une autre question.

Il me paraît nécessaire de terminer cette étude sur les aliments par les considérations sommaires suivantes.

Il est établi que, dans la nourriture de l'homme, le rapport entre l'alimentation azotée et l'alimentation ternaire, c'est-à-dire l'alimentation non azotée doit être de 1 à 5. Si ce rapport vient à être dépassé en faveur de la seconde alimentation, il y a production d'un état pathologique, anémie, scrofule, etc. Si, au contraire, le rapport est en augmentation du côté de l'alimentation azotée, il y a prédominance de l'acide oxalique, de l'acide urique, etc., et alors on voit survenir non plus la scrofule, mais la pléthore, les maladies de la peau, la goutte, la gravelle. Il est donc nécessaire que dans l'alimentation on fasse usage de la viande, mais modérément; il est nécessaire aussi de ne pas s'adonner à un régime végétarien exclusif.

Ces données m'amènent en outre à traiter un sujet qui, comme le régime végétarien, est à la mode; je veux parler de la manie qu'ont les familles d'élever les enfants français *à l'anglaise*. D'abord, comment est élevé l'enfant anglais? il est baigné deux fois par jour; il ne reste à la maison que pour dormir, manger et se laver; sa vie se passe tout entière au grand air; la viande n'entre dans son alimentation qu'une fois par jour; pour le reste, elle se compose de thé, de lait, de beurre, de graisse, de riz, de pommes de terre; au repas du soir, jamais de viande.

Comment est élevé l'enfant français, à la mode soi-disant anglaise? habitation dans les appartements; nourriture abondante, en viande, jus, gelées; jamais de douches froides; des bains d'eau tiède, etc.; peu d'exercice. Si l'enfant a déjà une prédisposition héréditaire à la gravelle, il est facile de juger des conséquences d'un pareil régime.

Enfin je dirai quelques mots de la quantité de boissons nécessaire à l'homme. L'eau des urines dépend presque entièrement des boissons absorbées. Il a été démontré que l'homme qui se nourrit normalement doit ajouter, à ses aliments solides, au moins 400 à 500 gr. de boissons, sous peine de voir l'acide urique et les urates augmenter. Si les aliments solides augmentent, il faut aussi augmenter les boissons.

ARTICLE II.

Causes secondaires de la gravelle. Traitement.

Je ne m'étendrai pas longuement sur les causes de la gravelle dues au climat, à la race, à l'âge, au sexe, au genre de vie : elles ont une importance très relative. On sait que le climat humide, les lieux bas et marécageux, prédisposent à la gravelle. Les enfants ont principalement de la gravelle oxalique; la gravelle urique attaque surtout les adultes et en particulier les hommes. Les femmes ont rarement la gravelle et la rendent facilement : en revanche, elles sont sujettes aux calculs biliaires. Il en est de même pour les petits garçons et les petites filles.

L'hérédité joue évidemment un rôle, et, à ce sujet, on peut citer le fragment des « Essais » de Montaigne où ce grand écrivain se plaint de cette hérédité dans un style imagé. « Il est à croire que je doibs à mon père cette qualité pierreuse : car il mourut merveilleusement affligé d'une grosse pierre qu'il avait en la vessie... J'estoie nay vingt-cinq ans et plus avant la maladie et durant le cours de son meilleur état... quarante-cinq après j'aye commencé à m'en ressentir! » Cependant, il ne faut pas oublier que c'est plutôt la disposition morbide à la maladie que la maladie elle-même qui est héréditaire : aussi les parents atteints de gravelle doivent-ils surveiller tout spécialement l'alimentation et l'hygiène de leurs enfants.

De l'exercice.

La gravelle se rencontre principalement chez les hommes à professions sédentaires : magistrats, professeurs. Elle n'atteint pas les individus qui se livrent à un travail musculaire assidu, à moins qu'il n'y ait prédisposition héréditaire.

Comme l'écrit le Dr Lagrange, dans son livre *De l'exercice chez les adultes,* « l'exercice agit contre la gravelle, en s'adressant aux causes mêmes du mal et non à ses symptômes, en rendant les combustions plus actives, en provoquant l'oxydation plus complète des matières azotées. L'efficacité du travail musculaire est incontestable, comme moyen préventif de la gravelle, et la preuve en est fournie par la rareté de cette affection dans les classes laborieuses de la société. » Il faut ajouter aussi que, quoique l'usage de la viande soit bien plus répandu dans ces classes qu'autrefois, le régime alimentaire est encore assez peu azoté.

Béclard a signalé depuis longtemps ce fait, que chez l'animal sauvage qu'on vient de capturer, les urines renferment très peu d'acide urique, et qu'elles en renferment beaucoup au contraire chez le même animal après qu'on l'a tenu immobile en captivité pendant quelques mois.

J'emprunte au Dr Lagrange une comparaison très spirituelle qui explique parfaitement le mécanisme de la goutte, de la gravelle, etc.

« La conséquence du défaut d'exercice a, dans l'âge adulte, une portée considérable. Après une longue suite d'années passées dans l'inaction, l'organisme s'est adapté, suivant la loi qui domine toute la physiologie, à un mode de nutrition conforme au faible fonctionnement qu'on lui demande. Les organes se sont accommodés à la fonction. L'homme inactif et gros mangeur, après avoir passé vingt ans de sa vie à introduire dans le fourneau vital des combustibles en quantité exagérée et à n'y faire pénétrer qu'une dose insuffisante d'oxygène, a fini par faire passer son organisme à l'état d' « appareil à combustion lente ». Et il arrive un moment où il ne fabrique plus que des produits de désassimilation incomplètement brûlés, quoiqu'il fasse pour augmenter le « tirage pulmonaire » en activant la respiration. »

« Il se peut alors, quand le défaut d'exercice a créé cette disposition morbide, sous forme de maladie confirmée, que le vice de nutrition ne s'arrête pas à l'individu, mais se transmette à ses descendants. Et c'est ainsi que le fils de goutteux ne peut pas toujours se garantir à force d'exercice d'une maladie que son père a gagnée par l'exercice insuffisant. »

Mais il y a un point très important qu'il ne faut pas oublier dans l'étude du traitement de la gravelle par l'exercice; c'est celui-ci : si l'on prend deux individus, dont l'un est entraîné et l'autre pas, qu'on les soumette à un exercice violent, chez l'homme en état d'entraînement l'exercice violent fait baisser le taux de l'acide urique; chez l'homme non entraîné, au contraire, l'exercice musculaire a augmenté de 50 °/o le taux de l'acide urique. On en tirera cette conclusion pratique, que l'exercice doit être dosé et progressif. Tous les genres de sport sont bons : ainsi M. le Dr Rodin vient de rapporter un cas d'amélioration très notable de la gravelle chez un homme qui se livrait à la vélocipédie. Toutefois, il faut tenir compte de l'âge, du sexe, de l'état physiologique de la personne, et, sur ce sujet, je ne saurais trop recommander la lecture du livre du Dr Lagrange, que je citais plus haut.

Le sommeil ne doit pas être trop prolongé, car, pendant que l'homme dort, son organisme fait des combustions incomplètes, d'où saturation du sang par des produits nuisibles, d'où malaise en se levant, malaise qui ne se dissipe qu'une ou deux heures après avoir marché : d'où enfin production d'acide urique.

Article III.

Des bains et des douches.

Nous fabriquons des poisons toute notre vie. Ces poisons doivent être éliminés sous peine d'intoxication : l'élimination se fait surtout par la peau et les reins ; il est donc très important que les pores de la peau par où se fait cette élimination soient libres. Cette liberté s'obtient, soit au moyen de bains, soit au moyen de la sueur.

Chez les paysans qui prennent rarement des bains, mais qui suent abondamment et journellement, la peau fonctionne régulièrement. La sueur quotidienne enlève les produits organiques nuisibles : fait qui amène à cette conclusion que, pour obtenir les effets vraiment hygiéniques de l'exercice, l'homme adulte doit toujours, sauf avis médical, pousser le travail musculaire jusqu'à la transpiration, car cette dernière enlève un excédent de recettes dû à notre habitude d'alimentation excessive.

Les douches sont aussi excellentes : elles doivent entrer dans le régime du graveleux, mais ici encore sous la réserve d'être dirigées médicalement dans certains cas.

En ce qui concerne le traitement de la gravelle par l'hydrothérapie, je ne puis que copier l'excellente thérapeutique indiquée par M. le Dr Bottey.

« Dans la gravelle comme pour la goutte, il

faut activer avant tout les fonctions de la peau, et, dans ce but, les lotions froides et surtout les douches froides, suivies de frictions sèches avec un linge rêche, une brosse de chiendent fin, de caoutchouc ou un gant de crin, constituent, avec l'exercice musculaire, les points capitaux de l'hygiène physique du graveleux. A l'emploi de l'eau froide à l'extérieur, le malade joindra utilement l'usage des bains alcalins, pris deux ou trois fois par semaine, ainsi que l'ingestion de l'eau froide à hautes doses si l'estomac le permet.

« Grâce à l'action de la douche froide régulièrement prise, la nutrition se régularise et l'assimilation des matières azotées s'opère d'une façon plus normale. Pendant la durée du traitement, sous l'influence de la douche et de l'eau à l'intérieur, il n'est pas rare d'assister à l'élimination de grandes quantités de sable et même de petits graviers. Pour faciliter cette expulsion, on peut, dans ces cas, insister quelques secondes avec le jet peu brisé sur la région lombaire; on peut aussi, dans le même but, faire précéder la douche froide généralisée, d'une douche chaude à température peu élevée (36° à 37°) localisée pendant trois ou quatre minutes sur la région des reins : il nous est arrivé souvent, par ce dernier moyen, de favoriser l'élimination de graviers parfois assez volumineux. »

Cependant, comme le malade fait souvent de l'hydrothérapie en chambre, il me paraît nécessaire de m'étendre un peu sur le mode d'action de l'hydrothérapie et la manière de l'employer à domicile.

Tout le monde connaît l'effet de la neige sur les mains : d'abord un froid assez sensible, puis une chaleur quelquefois très vive. Voici ce qui se produit : le froid, quand il n'est appliqué que quelques instants, resserre les vaisseaux de la peau et, par ce phénomène de constriction, chasse le sang vers les organes internes; l'action du froid ne s'exerçant plus, le sang afflue de nouveau à la peau. — Il y a donc là un double phénomène de circulation : le premier, de la périphérie à l'intérieur; le second, de l'intérieur à la périphérie : ces deux phénomènes seront d'autant plus intenses que le froid aura été plus vif; c'est ce qui se passe avec l'hydrothérapie : sous l'influence du contact de l'eau froide, le sang va de la peau aux organes internes, puis revient à la peau ; cette double circulation a l'avantage d'augmenter les processus d'oxydation et les combustions interstitielles : elle régularise les sécrétions et rétablit l'harmonie dans tous les actes d'assimilation et de désassimilation. Nous avons dit que cette réaction était d'autant plus intense que le liquide serait plus froid : car, si ce dernier était trop chaud, il n'y aurait pas de réaction ; mais il ne faut pas non plus qu'il soit trop froid, sans cela la constriction des vaisseaux serait trop grande et le refoulement du sang vers les organes internes trop violent : la limite minima doit être 7° et maxima 10 à 12°. Il est possible d'augmenter encore cette réaction, par les deux procédés suivants : 1° attirer d'abord le sang à la peau par une course, un révulsif (douches chaudes), un exercice ; 2° attirer le sang à la peau après la première réaction par des frictions sèches.

Par conséquent, le malade qui veut que l'hydrothérapie lui rende des services doit suivre ce programme :

1° Exercice, course, révulsifs, qui amènent le sang à la peau ;

2° Eau froide de 7° à 12° (plutôt 8 en moyenne), qui ramène le sang à l'intérieur ;

3° Friction sèche, qui aide le sang à revenir à la peau.

Examinons maintenant rapidement les appareils hydrothérapiques à domicile.

Ces appareils sont généralement de trois ordres :

1° La douche en pluie, fixe, verticale : c'est l'arrosoir placé au-dessus de la tête : on l'actionne par une ficelle ou un robinet ;

2° La douche en pluie, fixe, horizontale : c'est le système des cerceaux qui arrosent tout le corps ;

3° Les deux réunis ;

4° La lotion avec une éponge.

De tous ces moyens, c'est encore le dernier qui est le plus pratique et le plus utile, à la condition de faire suivre toujours la lotion d'une friction sèche. Cependant, il faut être très prudent quand il y a des affections cardiaques et pulmonaires :

On ne doit employer que de l'eau à 8° à 9°.

Elle doit durer de quelques secondes à une demi-minute.

Il faut lotionner le corps de bas en haut, en exprimant successivement l'éponge sur les membres inférieurs, les bras, la poitrine, le dos et la tête.

« Les lotions réalisent le type de l'hydrothérapie à domicile, et, bien que leur action représente la forme la plus atténuée de l'hydrothérapie, il n'en est pas moins vrai qu'elles constituent un moyen très utile et très efficace dans un grand nombre de cas. » BOTTEY.

En ce qui concerne l'hydrothérapie dans un établissement, les graveleux doivent préférer la lance à l'arrosoir; pas de piscine à eau trop froide, ni de pomme d'arrosoir : il faut éviter les réactions trop vives produites par la percussion de l'eau et sa trop grande fraîcheur.

ARTICLE IV.

Régime quotidien du graveleux.

Voici, pour finir cette étude, comment j'ordonne le traitement ou plutôt le régime quotidien chez un graveleux.

Lever à 6 heures en été, 7 heures en hiver.

Immédiatement lotion à l'éponge. Si la personne a une salle de bains, elle fait couler dans la baignoire de l'eau froide, de manière à lui donner une température au thermomètre de 8° ; l'eau doit arriver comme quantité à la hauteur des chevilles :

ablution complète de tout le corps pendant une demie à une minute avec une grosse éponge trempée dans cette eau.

Si l'on ne possède pas de baignoire, un système très simple, qui peut même se faire dans une chambre unique, consiste dans l'emploi d'un baquet que l'on garnit au fond d'un morceau de flanelle, pour éviter le contact de la plante des pieds avec le bois froid; d'une large terrine pleine d'eau à la température voulue, et d'une grosse éponge : mêmes ablutions.

Après l'ablution, il faut se frotter tout le corps avec un gant de crin très dur, puis s'habiller.

Après cette douche, déjeuner avec du lait, du chocolat à l'eau ou au lait, de la soupe, de la panade. Sortie d'une heure. En hiver, chaussures épaisses, col dégagé, ceinture de flanelle, gilet de flanelle, vêtements chauds; pas de caoutchouc.

A midi, déjeuner : hors-d'œuvre, des choux rouges au vinaigre, en petite quantité; œufs, viande, légumes, etc., en suivant le régime indiqué à l'article alimentation : éviter le gibier faisandé, les crustacés, le bœuf, les poissons de mer, les ragoûts au beurre noir, les fritures, les mets épicés;

manger de la viande blanche, de la volaille, de la salade, des légumes, excepté cresson, tomates, haricots verts, oseille, asperges et les féculents; insister sur les carottes, les oignons, les poireaux; manger beaucoup de fruits très murs et surtout des cerises, des fraises; pas de pain, mais deux ou trois pommes de terre à l'anglaise; au dessert, remplacer les pommes de terre par un morceau de pain grillé, fromages de Gruyère, à la crème, blanc : pas de roquefort, ni de fromage avancé; fruits; comme boisson, du thé noir très léger, (2 tasses), une demi-tasse de café, sans cognac. Exercice dans la journée.

Le soir, dîner à 7 heures : potage, viande légère, légumes, fruits, compotes, etc.; pas de fromages; sortir de table sur sa faim, suivant le dicton; comme boisson, soit du cidre, soit du vin léger blanc coupé d'eau de queues de cerise, de chiendent; pas d'eau de Seltz — 2 à 3 verres de table; comme liqueur, du cassis, de la cerise. Sortir un peu après le dîner. Se coucher vers 10 heures. Tenir toujours le ventre libre : soit par un lavement journalier avec une cuillerée à potage ou deux de glycérine, autant d'eau et un peu de sel de cuisine, soit, tous les huit jours, un verre d'eau de Montmirail (Vaucluse) ou

30 gr. d'huile de ricin. Deux bains par semaine avec sous-carbonate de soude 100 gr.

Il est impossible d'établir un régime général; on ne peut qu'indiquer *grosso modo* ce qui est permis, ce qui est défendu. Ce régime varie avec la profession, la position sociale, l'état de santé, etc. Il est évident que la vie à la campagne n'est plus la même que celle dans une grande ville, pas plus qu'elle ne ressemble à celle d'un marin (les marins ont rarement la pierre).

Article V.

Médication médicale et eaux minérales.

Je me suis surtout occupé du traitement hygiénique que le malade peut suivre chez lui sans consultation :

Le médecin traitant seul doit diriger *le traitement médical* et désigner les eaux minérales qui seront utilisées par le malade atteint de gravelle. Cette direction, ne pouvant être basée que sur des données fournies par l'état physiologique ou pathologique du malade, est complètement du ressort de de l'homme de l'art. Aussi le graveleux ne doit-il pas faire choix, *proprio motu*, de la station thermale, ou de certaines médications (Pipérazine, etc.) : il pourrait en résulter pour sa santé de graves accidents. Je laisse donc de côté cette partie de la thérapeutique; cependant je dois dire que, si en France le corps médical, en général, croit à l'efficacité des alcalins et des eaux minérales alcalines pour le traitement de la gravelle, il n'en est pas de même à l'étranger.

Thompson, chirurgien anglais de grande valeur, regarde l'acide urique comme se formant dans le foie : aussi défend-il le sucre et les graisses et remplace-t-il les eaux minérales alcalines par des eaux purgatives.

Bunge écrit ceci, en ce qui concerne les eaux alcalines dans le traitement de la gravelle : « Si l'on veut chercher à empêcher la formation des calculs dans la vessie par l'administration d'alcalis, ou provoquer la *dissolution* de calculs existants, il est certainement plus rationnel d'ordonner des fruits et des pommes de terre que des eaux alcalines, car nous ne savons quels troubles peuvent résulter d'un usage prolongé de ces dernières. »

Et plus loin, à propos des sels de lithine, si

employés en France contre la gravelle : « Comme le sel de lithium de l'acide urique est plus soluble dans l'eau que les sels de soude ou de potasse, on a cru devoir combattre la diathèse urique par l'administration de quelques décigrammes de carbonate de lithine ou d'eau minérale contenant 1 centigramme de lithium par litre d'eau. Ceux qui ont préconisé cette idée naïve avaient certainement oublié l'existence de la loi de Berthollet. Nous savons que, dans des solutions contenant des bases et des acides, chaque acide se répartit sur toutes les bases en raison de leurs masses respectives. Le lithium ne fixera donc qu'une partie infime de l'acide urique, dont la grande masse se combinera au sodium, que nous absorbons en quantité relatiment considérable sous forme de chlorure. On retrouvera la plus grande partie du lithium dans l'urine, combiné au chlore du sel de cuisine, à l'acide phosphorique et à l'acide sulfurique. La solubilité de l'acide urique ne sera pas augmentée. »

D'autres prétendent que l'eau prise en trop grande quantité amène la dilatation de l'estomac et des entérites chroniques se traduisant par des diarrhées rebelles.

Le fait certain, c'est que nous possédons en France des eaux minérales qui améliorent la gravelle. Quant à la guérir radicalement et sans retour, ceci me paraît plus problématique. Les causes restant les mêmes et étant difficiles à supprimer complètement, il est déjà très heureux de pouvoir les atténuer d'une façon presque certaine.

« Quant à la dissolution de la pierre par les alcalins ou les eaux minérales alcalines, comme l'écrit Leroy d'Etioles, malheureusement pour l'humanité, c'est encore et pour longtemps un problème à résoudre. De tous les exemples favorables cités à l'appui de cette dissolution, il n'y en a pas un entouré de l'authenticité désirable que donne seule l'observation scrupuleuse et sévère telle qu'on la pratique de nos jours.

Les remèdes prônés pour dissoudre la pierre sont légion et sont surtout employés par les charlatans qui exploitent la peur du calculeux pour une opération. Le jus d'oignon jouit encore d'une grande vogue dans le Midi ; l'eau d'asperges, etc. Le fameux remède de Stephens était composé de savon et de coquilles d'œufs. C'est surtout aux siècles derniers, où la pierre était si redoutable par suite de l'opération sanglante et dangereuse qu'elle exigeait pour être extraite, que les remèdes anti-pierreux ont été innombrables et suivis. De nos jours, l'innocuité de la taille, l'invention de la lithotritie ont fait de la pierre une maladie très facile à guérir et pour laquelle l'intervention chirurgicale donne presque toujours d'excellents résultats. »

« Le graveleux qui désire être préservé de la pierre, ou le calculeux qui veut éviter la récidive, doit observer ses urines. Il tiendra compte de leur densité, des dépôts d'urates et d'acide urique libre qu'elles peuvent présenter : il aura de temps en temps recours à des analyses qui le renseigneront sur leur véritable teneur en acide urique. Guidé par ces informations, il saura quand il est opportun de modérer ou d'accroître les doses des substances alcalines dont il lui est conseillé de faire usage, d'augmenter l'ingestion des boissons aqueuses. C'est pourquoi il est très utile que les personnes atteintes de gravelle sachent doser elles-mêmes l'acide urique de leurs urines. Les moyens qu'il convient d'employer pour évaluer la densité et l'acidité des urines sont nombreux et faciles à se procurer. » (Guyon).

CHAPITRE III

GRAVELLE OXALIQUE

La gravelle oxalique se rencontre surtout chez les enfants et principalement chez les enfants pauvres. Tout ce que j'ai dit de la gravelle urique et de son traitement peut s'appliquer à la gravelle oxalique.

CHAPITRE IV

GRAVELLE PHOSPHATIQUE

Elle se forme quand l'urine est devenue alcaline ; sous l'influence de cette alcalinité, les phosphates de l'urine se déposent. M. Bouchard pense que l'alcalinité des urines produit des précipités qui troublent les urines, mais qui ne se concrètent pas en calcul; il faut en quelque sorte qu'un noyau serve de centre à la concrétion des sels terreux : c'est ce qui a lieu quand il y a dans les voies urinaires un corps étranger préexistant. Cette opinion ne me paraît pas devoir être acceptée intégralement. Quand un corps étranger a séjourné dans la vessie et qu'il a amené l'inflammation de la muqueuse vésicale et l'alcalinité des urines, il y a évidemment production et dépôt de phosphates autour de ce corps étranger : comme beaucoup de spécialistes, j'ai, dans ma collection, des calculs d'acide urique entourés d'une couche extérieure de phosphates, ou bien des calculs par couches successives de phosphates et d'acide urique, des sondes incrustées de phosphates par suite d'un séjour prolongé dans la vessie; mais on retire aussi de la vessie des calculs phosphatiques qui n'ont pas de noyau générateur. J'ai opéré par la taille hypogastrique un client qui avait un calcul vésical phosphatique, calcul qui s'était formé par l'excès d'ingestion de préparations phosphatées, sans noyau générateur, visible du moins.

Les calculs à répétition, si fréquents chez les vieillards atteints de rétention d'urine avec catarrhe vésical, n'ont pas de noyau généralement.

Ce qui est certain, c'est que la gravelle phosphatique se produit sous l'influence d'une urine alcaline, que cette alcalinité soit due à un excès d'alcalinité du sang, à l'abus de médicaments ou d'eaux alcalines ou à une affection des voies urinaires; elle fournira d'autant plus rapidement des concrétions, qu'elle trouvera un corps qui pourra lui servir de dépôt, ou une cavité qui favorisera son séjour dans un endroit des voies urinaires, cellules vésicales, rétrécissement de l'urèthre, développement exagéré du prépuce, hydronéphrose, etc.

La gravelle phosphatique n'est pas, généralement, composée seulement de phosphate de chaux : on trouve souvent ce phosphate uni à du carbonate de chaux et même à de l'ammoniaque et de la magnésie.

On peut dire, en deux mots, que son traitement en ce qui concerne l'alimentation doit être le contraire de celui de l'acide urique, puisqu'il s'agit d'augmenter l'acidité des urines au lieu de la diminuer. Dans la grande majorité des cas, cette gravelle phosphatique réclame l'intervention chirurgicale, car elle se forme très rapidement.

Cependant on ne doit pas oublier que les eaux minérales dites de lavage rendent de très grands services dans la gravelle phosphatique.

DEUXIÈME PARTIE

DU TRAITEMENT
DE LA GRAVELLE URIQUE
PAR LES EAUX DE FORGES

CHAPITRE Ier

HISTORIQUE

Les eaux de Forges furent découvertes en 1573, et, dès les premiers temps de leur découverte, ces eaux acquirent la réputation de guérir la pierre. Pendant plus de deux siècles, ce fut là leur *spécialité*. En 1633, le cardinal de Richelieu vint à Forges se guérir de la gravelle, d'où, dit-on, le nom de *Cardinale* donnée à l'une des trois sources.

Aussi ces eaux étaient-elles fréquentées par tous ceux qui étaient prédisposés aux calculs par leurs occupations sédentaires. Madame de Montpensier, dans ses Mémoires, parle « de religieux, de moines de toutes les couleurs » qui venaient à Forges pour se débarrasser de la pierre. M. le Dr Caulet, dans son opuscule sur Forges, en 1867, écrit que la tradition a conservé dans les monastères les souvenir de ces propriétés curatives des eaux de

Forges, où l'on voit encore, de temps en temps, des religieux venir chercher *sua sponte* un remède à la pierre.

Ce fut en 1607 que parut le premier livre traitant spécialement de ces eaux, par maître Pierre de Grousset, apothicaire du Prince de Condé ; il demeurait à Gisors et avait l'habitude de se rendre à Forges tous les ans (de 1598 à 1607). Son livre s'intitule : *Recueil de la vertu de la Fontaine médicinale de St-Eloi dite de Jouvence.* De Grousset regarde les eaux de Forges comme aussi bonnes pour la guérison de la pierre que pour l'hydropisie.

« Toutes lesquelles qualités la rendent singulièrement salutaire et propre pour toutes les maladies, principalement pour les graveleux, otant les causes matérielles et efficieuses du calcul, corrige l'intempérie chaude du dit calcul ou pierre dans les urines, colique néphrétique, ulcères dans les reins, ulcères et carnosités dans le col de la vessie, etc. »

Il rapporte, à l'appui de son opinion, plusieurs observations que je résume ici : « J'ai vu plusieurs années ce grand personnage, M. Paumier, conseiller et médecin de Sa Majesté, venant à la dite fontaine pour en boire pour sa santé, a fait faire de grands retranchements et fossés autour de la dite fontaine... Il se trouve bien des dites Eaux et Monsieur son frère aussi, pour être travaillé de la néphrétique, et depuis il a envoyé beaucoup d'autres personnes de qualité. »

« En 1599 arriva Monsieur Martin, trésor de santé, miroir de science, conseiller et médecin du Roy, lequel était un peu enflé au bas du petit ventre, la face tant soit peu et les mains et les jambes, non toutefois d'hydropisie, Dieu merci, lequel fut tout à fait guéri étant âgé de 75 ans, et quatre ans auparavant avait été taillé de la pierre ou calcul ; il n'a reçu depuis aucune incommodité, grâce à Dieu. »

Il cite le cas d'un « pauvre garçon de Caux qui avait dans les reins des pierres, du gravier et du sable et avait des urines purulentes en grande quantité avec de vives douleurs à la secrétion et qui se trouva très bien après avoir bu les eaux ».

« En 1600, le Président de Beville, premier président aux requêtes de Normandie, guéri de la pierre.

« En l'an 1605, il eut à soigner un malade qui rendit aux eaux deux morceaux de pierre de la grosseur d'un noyau de cornouille, en deux fois, avec grande douleur; il fut guéri et revint l'année suivante. »

Il termine en disant : « J'ai vu un si grand nombre de personnes que ce serait être trop prolixe de les nommer par nom et surnom, qui avaient une infinité de graviers dans les reins, lesquels ont été tout à fait guéris de la dite gravelle. »

Ce livre, si précieux pour la découverte et les premiers temps des Eaux de Forges, montre que ces dernières étaient préconisées par les médecins de Paris, Paulmier, Duret, Martin, contre la gravelle.

En 1631, Jacques Cousinot, docteur régent de la Faculté de médecine de Paris, fut chargé de s'occuper des Eaux de Forges et de faire ce que nous appelons aujourd'hui un rapport sur les eaux, le roi Louis XIII devant s'y rendre la même année si ce rapport était favorable.

C'est un véritable guide ou manuel médical, à l'usage des buveurs des Eaux de Forges, où Cousinot s'est placé surtout au point de vue pratique, qu'il expose en style fort simple, bien différent en cela de de Grousset, chez lequel dominent la théorie, les observations sur des cas particuliers, les cures obtenues et les noms des personnes guéries.

Je ne puis m'empêcher de faire un résumé de ce guide, au sujet de la conduite des baigneurs à Forges, guide qui pourrait être aussi bien utilisé aujourd'hui et qui diffère peu de ce qui est prescrit de nos jours aux eaux thermales lithontriptiques.

« L'eau de Forges est excellente pour corriger l'intempérie chaude des entrailles, déboucher et délivrer les obstructions, nettoyer les reins et la vessie, etc. Elle convient à ceux qui ont des chaleurs de rein, qui sont travaillés de gravelle, difficultés d'urine, douleurs de rein, ulcères des reins, urine sanglante, ulcère de vessie, urines épaisses et purulentes... Mais elle ne profite aucunement à la pierre en vessie, si elle n'est petite, tendre et récente, d'autant que ne pouvant la jetter dehors, elle l'irrite davantage et augmente la douleur, la poussant rudement contre le col de la vessie. »

Régime à suivre, d'après Cousinot :

Séjour en juillet, août et septembre.

Prendre les eaux à 5 h., 6 h., 7 h. du matin, quelque temps après le lever du soleil ; faire une petite promenade avant de prendre les eaux ; garde-robe.

On ne doit pas exiger un nombre fixe de verres, ni établir une règle à ce sujet. La meilleure et la plus certaine règle est la facile tolérance, et il faut boire telle quantité que l'estomac la puisse aisément porter, de sorte qu'il ne soit ni pressé, ni surchargé. Autrement, à grandes doses, débilité d'estomac ; affaiblissement et puis suppression des eaux.

Il ne faut pas le premier jour boire toute la quantité d'eau que l'on veut prendre, mais s'y habituer petit à petit et par degrés ; de même à la fin, aller en diminuant les doses. Il ne faut pas boire l'eau tout d'un coup, mais par verres (verre de table). Ne rien boire ou manger avant de prendre l'eau ; mâcher un peu d'anis ; 5 à 10 minutes entre chaque verre ; se promener lentement ; ne manger que quatre heures après ; dîner à 11 heures, souper à 7 heures ; se coucher à 9 heures ; pas d'eau le soir ; ne pas dormir dans la journée.

Comme nourriture :

Les viandes seront de bon suc, de facile digestion

et distribution, comme veau, mouton, poule, poulets, chapons, pigeonneaux, cailles, faisans, perdreaux; œufs frais. Il faut fuir les variétés de viandes ordinaires, salaisons, épiceries, fricassées, pâtisseries, tartinages et autres ragoûts, fuir le bœuf, le pourceau, la venaison.

Les poissons ne sont généralement pas bons; fuir les entrailles des bêtes, les pieds et les têtes, laitage, fromage, légumes, comme pois, fèves, les salades, les fruits crus.

Boire du vin et de l'eau de la fontaine.

Traitement de 20 à 30 jours en moyenne.

En 1697, Linaud fit paraître un nouveau traité sur les Eaux de Forges. Ce livre de 132 pages est très intéressant, car il contient un plan des Eaux de Forges; il est suivi d'une lettre écrite par Linaud, en 1697, le 15 octobre, où il répond à quelques objections qu'on a faites contre son livre des Eaux minérales de Forges.

Linaud commence ainsi son chapitre IV consacré aux maladies pour lesquelles les eaux de Forges sont bonnes: « Il serait, je croi, plus aisé et on aurait peut-estre plutôt fait, de dire quels sont les maux, ausquels les Eaux minérales de Forges ne sont pas propres, que de faire le détail de tous ceux qu'elles guérissent. En effet, de ce grand nombre de personnes que l'on voit aux sources, à peine en trouve-t-on deux, si on en excepte ceux qui sont attaquez de la pierre, dont le nombre est toujours assez grand pendant toute la saison des Eaux ; à peine, dis-je, en trouve-t-on deux en mesme temps, qui ayent la mesme indisposition. » Il intitule, d'ailleurs, le premier paragraphe de ce chapitre : « Les Eaux de Forges sont excellentes pour les suppressions d'urines, les coliques néphrétiques, la pierre et la gravelle qui en sont les causes les plus ordinaires : les chaleurs ou acretez d'urine qui viennent de l'acrimonie de ses sels. »

Ce paragraphe serait à transcrire complètement, mais le docteur Linaud donne, sur les affections des voies urinaires, des explications qui n'ont plus cours, avec l'emphase propre aux médecins de l'époque ; j'en rapporterai seulement les points essentiels qui montrent que, sous Louis XIII et Louis XIV, les Eaux de Forges avaient, pour la cure de la gravelle, la même réputation dont jouissent actuellement, et d'une façon très méritée, les Eaux de Contrexéville, de Vittel, d'Evian, de Capvern ; c'est bien le cas ici de faire la fameuse citation : « *Sic transit gloria mundi.* »

« L'expérience fait voir, écrit Linaud, que les Eaux de Forges sont d'une vertu si singulière pour les suppressions d'urines, les coliques néphrétiques, la pierre et la gravelle qui en sont les causes les plus ordinaires ; les ardeurs et les acretés d'urines, qu'on peut affirmer qu'il n'y a point de meilleur remède pour ces sortes de maux. » Après cet éloge, il a cependant soin d'ajouter une petite restriction : « et si ceux qui en vont boire pour ces indispositions, n'y trouvent pas toujours tout le soulagement qu'on leur en promet ; c'est que les meilleurs remèdes ne guérissent pas immanquablement tous les maux pour lesquels on sait qu'ils ont une vertu spécifique. De même les Eaux de Forges sont très propres pour les suppressions d'urines, la pierre, la gravelle, les coliques néphrétiques, et souvent ces maux résistent à toute leur vertu, pour une infinité de raisons qu'il serait ennuyeux de rapporter icy. » Je crois que la principale, c'est qu'en 1697 les médecins étaient, en général, peu au courant des affections des voies urinaires; il ne se trouve plus actuellement un seul médecin qui songerait à envoyer aux eaux diurétiques un malade porteur d'un calcul vésical ou atteint d'une néphrite avancée.

Des cas de fragmentation de calculs dans la vessie pendant la cure minérale ont été rapportés dans ces dernières années. Linaud en a aussi obser-tvés, car il écrit : « Ces eaux apéritives font des effets merveilleux. Quand ces eaux rencontrent des pierres qui n'excèdent pas la capacité des canaux par où elles doivent sortir, elles les entraînent avec elles. Si, au contraire, elles sont d'un volume trop gros, mais que leur substance ne soit pas tellement serrée ni compacte, qu'il ne s'en puisse détacher des portions ; il arrive que les esprits ou les sels volatiles de l'Eau minérale s'insinuant dans les concrétions salines et terrestres, dans cette masse poreuse, ils la brisent quelquefois ou en détachent des fragments plus ou moins gros, qu'on jette ensuite par les conduits de l'urine. C'est aussi ce qu'on voit tous les ans à Forges, avec étonnement ; c'est ce qui arriva l'année dernière à je ne sais combien de personnes, qui rendirent d'assez gros calculs et en quantité. »

Deux années après l'apparition du livre de Linaud, Larouvière, médecin du Roy, intendant des Eaux de Forges, faisait paraître le « Nouveau système des Eaux minérales de Forges, 1699. Parmi les maladies traitées par les Eaux de Forges, l'auteur met aussi en première ligne les maladies des reins et de la vessie.

« Une grande partie des malades qui viennent à Forges, dit-il, se plaignent d'être sujets à la gravelle, coliques néphrétiques, difficultés d'uriner, etc. »

Suit une longue dissertation amphigourique sur les causes de ces maladies, qui ne présente aucun intérêt. Je me contenterai de citer les observations rapportées par l'auteur :

1° M. l'abbé Méré, de Paris, âgé de 60 ans, vint à Forges, en 1694, avec un commencement de jaunisse, si abbatu, que ceux qui buvaient à la fontaine le regardaient comme un homme qui devait bientôt mourir. La rétention d'urine était le sujet de son voyage ; les eaux minérales chassèrent d'abord quelques pierres ; il eut une grande liberté d'uriner, et sa santé se rétablit entièrement.

2° Un pauvre homme de Beaumont en Picardie,

âgé de 72 ans, défrayé par la charité de Mme la duchesse de B..., souffrait d'une strangurie si violente, que l'urine, sortant goutte à goutte, lui causait des douleurs insupportables ; il avait, outre cette incommodité, un ulcère au-dessus de la mamelle droite qui suppurait depuis longtemps. Comme il ne sentait ni chaleur ni douleur aux reins et qu'il n'avait jamais vidé ni glaires ni sables, selon le rapport qu'il m'en fit, je jugeai que les pointes d'un acide incitaient les fibres du sphincter et faisaient tout son mal. Je lui conseillai de prendre également des eaux de la Royale et de la Cardinale : cet usage lui réussit si heureusement, qu'au bout de 15 jours il vuidait et retenait ses urines comme un autre qui est en parfaite santé.

3° M. Dodart, médecin de S. A. S. Madame la princesse de Conty la Doüairière, était sujet depuis quelques années à de violentes douleurs néphrétiques, dont il se délivrait par des remèdes qui lui faisaient jeter quelques petites pierres. Quoique fort abbatu d'une maladie très dangereuse qu'il eut en 1696 et par de nouvelles secousses de coliques qui succédèrent ensuite, il arriva quelques jours après à Forges, où il but une quantité raisonnable de nos eaux minérales, dans l'usage desquelles sa santé et ses forces se rétablirent si considérablement que, pour conserver ce meilleur état et pour prévenir le retour des douleurs, il y revint en 1697, dans l'esprit de faire ce voyage tous les ans. Il est à remarquer que depuis son premier voyage, il n'a eu aucune atteinte de colique et n'a rendu aucun gravier.

4° M. le Mele, de Dieppe, fut incommodé d'une rétention d'urine, avec douleurs, a rendu pendant l'usage des eaux une grande quantité de glaires avec beaucoup de soulagement.

5° M. de la Chaussée Darrostz, chanoine régulier et prieur de l'Eglise de St-Jean de la ville d'Eu, âgé de 62 ans, arriva à Forges en 1698, très abbatu d'une grande douleur de reins, causée par un amas de glaires, sang caillé mêlé de pus, qui depuis un mois s'écoulaient involontairement par les urines, avec de si cruelles douleurs, qu'elles lui causaient des convulsions très fréquentes, principalement les nuits, pendant lesquelles il était obligé de se relever très souvent. Il ressentait une soif que rien ne pouvait éteindre; une toux sèche et fréquente l'incommodait beaucoup; son teint était d'un jaune pâle. Tous ces symptômes faisaient croire à bien des gens qu'il n'aurait pas un bon succès de l'usage des eaux; cependant, au bout de 8 jours de boisson, il vuida en une seule nuit, à plusieurs reprises, tout cet amas qui croupissait dans les voyes de l'urine et, depuis cette évacuation tous les accidents cessèrent. Il ne laissa pas de continuer de prendre les eaux pendant trois semaines, et il recouvra par cette conduite et sa santé et son embonpoint.

6° Simon Rougé, du Bourg-d'Albert, proche de Bapaume, vint à Forges, en 1694, pour une colique néphrétique, accompagnée de si fortes convulsions qu'il en devenait tout violet, ne pouvant en certains tems marcher que tout courbé. L'usage de la Royale avec un peu de la Cardinale, lui fit jetter plusieurs petits graviers, et il s'en retourna parfaitement guéri.

7° M. le curé de Dom Médart, entre Amiens et Dourlans, était sujet à la rétention d'urine et à des coliques néphrétiques, fut soulagé par les eaux prises en 1694 et en 1698.

8° Bernard Caperon, d'Avremeuil, proche de Dieppe, âgé de 74 ans, vint à Forges, atteint de rétention d'urine ; l'usage de la Cardinale augmenta cette dernière ; mais la Royale lui fit rendre avec les urines environ 5 à 6 cuillerées de matière purulente ; son séjour à Forges améliora sa situation.

Enfin une dernière observation assez intéressante:

« Un pauvre homme d'auprès Versailles fut envoyé à nos eaux par ordre de M. le Premier médecin du Roy, pour se délivrer d'une pierre que les chirurgiens avec leurs sondes avaient trouvée trop petite pour en venir à la taille. Ce malade souffrait de très cuisantes douleurs lorsqu'il rendait ses urines. Je fis mêler deux cuillerées d'huile d'olive dans le premier verre d'eau et dans le dernier un demi-gros de sel de fougère mâle; il reprit le lendemain du même sel, et deux jours après il jetta une pierre ne pesant que dix grains, mais très pointue des deux bouts, et il semblait qu'elle eût été rongée dans la vessie. »

En lisant cette observation, les médecins peuvent faire la remarque que l'huile d'olive préconisée contre les coliques néphrétiques, l'année dernière, était déjà utilisée dans le même but en 1697.

Je terminerai cet historique en citant une notice sur les Eaux minérales de Forges, 1842, par Cisseville, qui fut, pendant 25 ans, médecin-inspecteur des Eaux de Forges :

« Les eaux des trois sources, écrit-il, sont parfaitement limpides; seulement les bassins sont plus ou moins chargés d'une poudre jaunâtre qui s'attache à leurs parois. Les vases dont on se sert habituellement pour puiser l'eau dans les bassins se recouvrent en peu de temps d'un enduit jaune rougeâtre, qui atteste la dissolution du fer dans les eaux. »

« La saveur n'est pas la même dans l'eau des trois sources ; elle est fraîche dans toutes, légèrement ferrugineuse dans la *Reinette*, ferrugineuse dans la *Royale* et décidément atramentaire dans la *Cardinale*. »

« Ces eaux, en vertu de l'acide carbonique et des substances salines qu'elles renferment, ont une action diurétique très marquée. Sous ce rapport, elles conviennent aux personnes atteintes de gravelle, en les débarrassant de leurs graviers et souvent même en déterminant la sortie de petites pierres; elle font aussi cesser les douleurs atroces auxquelles sont en proie les calculeux et rendent leur existence plus supportable.»

M. le Dr Mathon, médecin traitant à Forges actuellement, a eu l'obligeance de me communiquer les deux observations suivantes :

1° En août 1891, Mme D..., envoyée par le docteur Besançon, de Boulogne-sur-Seine, vient à Forges-les-Eaux faire suivre un traitement à sa jeune fille chloro-anémique et ayant des ménorrhagies assez abondantes. Pendant la consultation, elle me dit qu'elle ne s'était décidée à venir chez nous qu'après bien des hésitations, qu'elle avait de la gravelle et qu'elle avait eu d'abord l'intention de retourner à une station thermale réputée contre la gravelle, où elle était déjà allée l'année précédente.

Pourtant elle n'y avait éprouvé aucun soulagement; elle avait cependant suivi les prescriptions de la façon la plus stricte : 2 litres d'eau par jour, bains, douches, etc.

Cette malade robuste, bien constituée, est pâle, anémiée; elle a perdu depuis quelque temps les forces et l'appétit; elle éprouve des douleurs sourdes à la région des reins, surtout du côté droit, a des crises assez fréquemment et expulse dans ses urines du sable rouge et des graviers parfois volumineux.

Je lui conseillai une cure à notre station : chaque jour, 1° 400 gr. de Reinette, matinée et après-midi, en 2 fois, à 20 minutes d'intervalle ; 2° une douche tiède de 40 secondes, suivie de frictions, surtout sur la région des reins. Aux repas, régime approprié, vin blanc coupé avec la Reinette.

Une amélioration se produit rapidement, l'appétit augmente, les forces reviennent; l'urine très abondante entraîne de nombreux graviers.

Je prescris alors une addition progressive de Cardinale à la Reinette, pour arriver, à la fin du traitement, à la Cardinale pure ; je ne dépasse pas 800 gr. par jour.

L'amélioration continue, l'appétit est très bon, les urines sont claires, et les deux malades s'en vont enchantées du résultat obtenu.

Aussi, l'année suivante, en juin 1892, Mme D... revient, non plus exprès pour sa fille qui va beaucoup mieux, mais surtout pour elle.

Elle a passé l'hiver sans trop souffrir ; pendant cinq semaines, elle n'a éprouvé aucune douleur, ce qui ne lui était pas arrivé depuis bien longtemps ; depuis un mois elle se trouve moins bien, aussi s'est-elle empressée de revenir dès l'ouverture de l'établissement. Le traitement est repris à peu près de la même façon ; l'appétit, les forces reviennent rapidement, et elle se trouve complètement guérie lors de son départ. Elle n'est pas revenue depuis; il est donc probable que sa gravelle ne s'est pas fait ressentir.

2° En août 1894, Mme X... accompagne une de ses parentes envoyée à Forges-les-Eaux par le Dr Feugier d'Enghien pour tâcher d'obtenir un soulagement à une diarrhée qui dure depuis des années et qui a résisté à tous les traitements (elle est partie complètement guérie).

Cette dame vigoureuse, de forte corpulence, un peu pâle, me demande si elle peut aussi prendre de l'eau ferrugineuse. La langue est blanche, l'appétit très médiocre, les digestions difficiles.

Elle éprouve des douleurs sourdes, des pesanteurs à la région des reins, elle a fréquemment, dans ses urines, des sables rouges et des graviers expulsés sans douleur.

Elle est allée plusieurs années aux eaux diurétiques sans éprouver de soulagement.

Sur mes conseils, elle prend des douches tièdes; Reinette, 400 gr. matinée et après-midi et aux repas; puis le mélange Reinette et Cardinale ; pour terminer, Cardinale pure.

A la fin du traitement, l'urine est claire, l'état général très bon, le teint coloré, l'appétit revenu, les digestions faciles et le malade présente tous les signes d'une guérison complète.

En résumé, tous les travaux publiés sur les Eaux de Forges en constatent les propriétés diurétiques et leur efficacité contre la gravelle. Nombreux au XVIIe et au XVIIIe siècles, puisque Forges était en pleine prospérité, ces travaux deviennent de plus en plus rares, et, au XIXe siècle, on ne trouve que des brochures, mais peu d'observations sur la gravelle. Espérons qu'au XXe siècle, les Eaux de Forges ayant reconquis leur vieille réputation, de nouvelles publications très intéressantes sur ce sujet démontreront au corps médical de cette époque l'utilité de ces eaux thermales, contre la gravelle urique.

CHAPITRE II

CONDITIONS D'UNE STATION THERMALE POUR LE TRAITEMENT DE LA GRAVELLE

Pour qu'une eau thermale puisse être employée dans le traitement de la gravelle, il faut qu'elle remplisse les conditions suivantes : être diurétique, c'est-à-dire, comme on dit en termes vulgaires, qu'elle pousse aux urines ; en effet, c'est par le lavage que ces eaux agissent sur les voies urinaires en les débarrassant de la gravelle. (Elle doit être diurétique sous un volume assez restreint, car l'absorption d'une grande quantité d'eau amène la dilatation de l'estomac) ; — être digestive ; comme il est indispensable d'absorber une certaine quantité d'eau, cette eau doit être facilement digérée, surtout chez les graveleux, qui sont généralement dyspeptiques ; — être reconstituante, la gravelle étant le produit d'un ralentissement de la nutrition ; — être légèrement alcaline ou indifférente ; les eaux trop alcalines sont débilitantes et ne peuvent pas être prises en assez grande quantité pour donner la chasse d'eau nécessaire.

Si l'on examine les conditions de la station thermale aux points de vue climatologique, hygiénique, de l'alimentation, de l'exercice, on voit qu'il est utile qu'elle soit située dans un climat sec, loin de cours d'eau marécageux, sur une altitude autant que possible, environnée de routes permettant la marche et la vélocipédie, ayant de très jolis sites à visiter pour donner un but aux marcheurs ; elle doit posséder des emplacements réservés aux tennis, aux jeux de boules, etc. ; avoir des endroits couverts où le buveur puisse se promener en temps de pluie, car la marche, après la prise des eaux et en même temps qu'elle, est recommandée.

Nous allons examiner si Forges-les-Eaux remplit ces conditions, au point de vue de la composition de ses eaux thermales et de sa situation climatologique.

CHAPITRE III

COMPOSITION DES EAUX THERMALES DE FORGES

PROPRIÉTÉS MÉDICALES

Les trois sources d'eaux minérales de Forges, appelés la *Reinette*, la *Royale* et la *Cardinale*, ne diffèrent entre elles que par la quantité de fer qu'elles contiennent. « Ces trois sources forment une gamme hydro-minérale; l'eau de chacune d'elles contient une notable quantité d'acide carbonique libre. » WURTZ.

Si l'on compare leur composition chimique[1] avec celle des sources réputées à juste titre pour le traitement de la gravelle, on voit qu'elle ne renferme pas les principes auxquels on attribue les vertus lithontriptiques; elles ne contiennent ni bicarbonate de soude, ni carbonate de lithine;

1. Voir page suivante tableau indiquant la composition chimique de l'eau des trois sources.

ANALYSE CHIMIQUE

DES EAUX MINÉRALES DE FORGES

Pour 1000 grammes d'eau *intacte* prise à son point d'émergence

	SUBSTANCES MINÉRALISANTES	SOURCE CARDINALE	SOURCE ROYALE	SOURCE REINETTE
PRINCIPES VOLATILS	Azote avec oxygène traces...	peu *litre*	peu *litre*	peu *litre*
	Acide carbonique, libre.....	0,225 millil. 1/5 vol.	0,250 millil. 1/4 vol.	0,166 millil. 1/6 vol
		grammes	*grammes*	*grammes*
PRINCIPES FIXES	Bicarbonate de chaux....... — de magnésie....	0,0761	0,0934	0,1005
	Chlorure de sodium........	0,0120	0,0170	0,0540
	— de magnésium	0,0030	0,0080	0,0300
	Sulfate de chaux...........	0,0400	0,0240	0,0100
	— de soude........... — de magnésie.........	0,0060	0,0100	0,0060
	Nitrate magnésien..........	—	indice	—
	Crénate alcalin (potasse)....	0,0020	0,0020	traces
	Silice et alumine...........	0,0330	0,0340	0,0380
	Sel ammoniacal (carbonate sans doute)............	sensible	traces	traces
	Crénate de protoxyde de fer.	0,0980[1]	0,0670[2]	0,0220[3]
	— de manganèse......	traces	traces	traces
	Sels..............	0,2701	0,2554	0,2605[4]
	Eau dure..........	999,7299	999,7446	999,7395
		1000,0000	1000,0000	1000,0000

1. Représente fer métallique.......................... 0,0588
2. — — — 0,0402
3. — — — 0,0105
4. L'augmentation des sels vient de l'addition de l'acide carbonique qui constitue les *bicarbonates*.

à peine quelques traces de sulfate de chaux. Cette composition spéciale viendrait à l'appui de l'opinion de Bunge, citée plus haut. Il faut donc chercher autre part les causes du bénéfice de ces eaux dans le traitement de la gravelle.

Elles opèrent de deux façons différentes : « par leurs vertus éminemment diurétiques, elles agissent localement sur les voies urinaires ; en tant que préparation ferrugineuse, elles remédient aux troubles de la digestion. » CAULET. Or, dans notre exposé précédent, nous avons établi que les eaux employées contre la gravelle doivent être diurétiques et digestives.

Il n'y avait pas 50 ans que les Eaux de Forges étaient découvertes, que leur propriété diurétique était bien constatée et que les calculeux y accouraient en foule, et il en fut ainsi jusqu'à la Révolution. Linaud (1697) écrit qu'à cette époque c'était la Cardinale qui était la plus employée : « On ne prend ordinairement que de la Cardinale, pourveu qu'on ait la tête assez bonne pour ne pas s'en étourdir, ce qui est rare ; ou qu'il n'y ait pas de danger à pousser trop fort par les urines. J'ai vu à Forges des personnes en boire de 6 à 7 pintes tous les jours, c'est 12 ou 15 livres d'eau, sans en recevoir la moindre impression désagréable; j'en ay trouvé d'autres aussi, qui n'en pouvaient prendre plus de 4 à 5 verres sans s'en trouver échauffez ou étourdis. Pour l'ordinaire, on prend le plus qu'on peut de l'eau de cette source, 3, 4 ou 5 verres, par exemple, puis on va à la Royale; mais il n'y a pas de règle invariable. »

Nous verrons plus loin qu'actuellement on doit d'abord absorber de la source « Reinette ». Quant à la quantité, s'il est parfaitement reconnu qu'une très grande quantité d'eau est inoffensive, même prise en excès, on ne doit pas oublier que la dilatation d'estomac guette le buveur qui prend, très vite, de 10 à 15 et même 20 verres, lors même que cette dernière est d'une facile digestibilité.

On pourrait craindre que cette grande quantité de fer absorbée produisît des accidents : il n'en est rien. Cisseville attribue ce fait à la présence des acides organiques (crénique et hypocrénique), qui, dit-il, « par leur combinaison avec l'oxyde de fer, en modifient les propriétés médicales, en ce sens qu'ils neutralisent sa qualité souvent trop astringente et trop styptique, tout en bien conservant son action tonique et fortifiante sur l'économie ».

Si on laisse de côté la théorie, et qu'on s'en rapporte à l'empirisme, on voit par un grand nombre d'observations que les Eaux de Forges sont tolérées par des sujets qui n'avaient pu supporter jusque-là de préparations ferrugineuses.

A l'appui de la digestibilité des Eaux de Forges, on peut citer ce fait, qu'un des premiers effets de l'usage interne des Eaux de Forges est le développement de l'appétit, qui devient excessif et se change quelquefois en véritable boulimie; cette boulimie est d'autant plus dangereuse que les graveleux sont généralement de gros mangeurs et que les tables d'hôte, à l'inverse de ce qui se passe en Allemagne, sont complices de ces excès. Malgré ces inconvénients, les digestions restent bonnes, l'estomac reprend toute sa vigueur et, grâce aux eaux, les indigestions sont rares.

Enfin nous avons démontré que l'eau absorbée ne devait pas être irritante pour les intestins et produire des diarrhées trop intenses ; vu la composition ferrugineuse des eaux, ce que l'on pourrait redouter à Forges, c'est plutôt la constipation; cependant ce n'est pas le cas, et j'ai pu me rendre compte, personnellement, pendant mon séjour à Forges, que ces eaux ne donnent ni diarrhée, ni constipation, surtout si l'on ne prend que de la Reinette.

Je n'ai pas besoin de m'appesantir sur les propriétés reconstituantes des Eaux de Forges, puisque c'est une des raisons pour lesquelles elles sont fréquentées par les anémiques, les chlorotiques, les convalescents, etc.

CHAPITRE IV

LE PAYS DE FORGES

Si l'on étudie les conditions climatologiques, hygiéniques, alimentaires des Eaux de Forges, on voit que cette station remplit tout ce que le malade est en droit d'attendre, de ce côté, de son séjour thermal. Forges est un petit bourg situé à 159 mètres au-dessus du niveau de la mer. Il occupe le point le plus élevé de l'horizon qui l'entoure; il est exposé au soleil, sur un coteau qui le garantit des vents du nord. « C'est, comme l'écrit M. Caulet, un des endroits les plus agréables et les plus salubres de la contrée. L'air y est assez vif, très pur et très sain. » Les routes sont excellentes, les environs charmants, ce qui facilite les excursions vélocipédiques ou la marche ; un lac permet le canotage. Mais ce qu'il faut surtout constater à Forges, c'est la bonté du lait et du cidre; de sorte que le graveleux trouve réunis les trois meilleurs diurétiques: les eaux thermales, le lait et le cidre.

On peut se demander comment, douées de pareilles propriétés contre la gravelle, propriétés qui ont été appréciées pendant près de 200 ans, les Eaux de Forges soient si peu connues actuellement comme traitement de la diathèse urique, à tel point que j'avoue franchement que moi, qui m'occupe de cette affection depuis bientôt un quart de siècle, je n'en avais aucune idée et qu'il a fallu les hasards d'un voyage pour combler cette lacune. Beaucoup de raisons ont été données, que je n'ai pas à examiner ici. Ce qu'il y a de certain, c'est que, quelle que soit la richesse d'un pays en eaux minérales, il ne faut pas laisser perdre les sources qui peuvent rendre service aux malades, et c'est cette idée qui m'a engagé à m'occuper d'une station thermale qui, malgré sa grande et vieille renommée, n'a pu échapper aux vicissitudes des choses de ce monde. Je n'ai étudié cette station qu'au point de vue scientifique et médical; j'ai laissé de côté tout ce qui ne devait pas attirer spécialement l'attention des médecins et des malades sur ces importantes eaux thermales.

CHAPITRE V

DE LA MANIÈRE DE PRENDRE LES EAUX DE FORGES COMME TRAITEMENT DE LA GRAVELLE

La meilleure saison pour prendre les eaux commence en juin et se prolonge jusqu'à la fin de septembre. Les mois les plus fréquentés sont juillet et août; mais les mois de mai et de septembre sont aussi favorables. Cependant je ne conseille pas beaucoup le mois de septembre; car, à cette époque, d'abord les matinées sont fraîches, le pays est quelquefois enveloppé de brouillard, ensuite les eaux de Forges sont très froides (6 à 7°) à boire. La température, pendant la belle saison, est assez semblable à celle qui règne sur les bords de la Manche. La chaleur est grande à midi, mais elle n'est jamais lourde et pénible. L'atmosphère est, en effet, purifiée et tempérée par la présence de hautes haies qui couvrent une partie du pays et par le courant rapide des trois rivières qui l'arrosent. Comme les premières heures de la matinée et les soirées sont souvent fraîches, les buveurs venant à Forges doivent être munis de vêtements différents : chauds pour le matin et le soir, plus légers pour la journée.

« La première chose que je voudrais qu'on fît avant que d'aller aux eaux de Forges, c'est de se bien assurer si elles conviennent aux indispositions qu'on a. Autrement on s'expose à se repentir d'avoir fait ce voyage. » LINAUD.

« Ceux qui se proposent de venir à Forges, doivent en premier lieu consulter leurs médecins, qui connaissent leur tempérament et l'espèce de la maladie, prescrivent la conduite qu'ils souhaitent que ces malades tiennent avant et pendant l'usage des eaux : ce qui servira de règle et de lumière aux médecins qu'ils consulteront sur les lieux. » LAROUVIÈRE.

Ces sages conseils donnés il y a deux cents ans ont encore d'actualité.

Je ne me suis occupé dans ce travail que du traitement de la gravelle urique; j'ai laissé de côté ce qui est relatif à la gravelle phosphatique, au catarrhe de la vessie, etc. Quoique je sois convaincu de l'efficacité des Eaux de Forges dans certaines maladies des voies urinaires, je n'ai pas voulu traiter un sujet que je ne connaissais pas; mais, même ne s'agirait-il que de la gravelle, il est absolument indispensable que le malade ne vienne à Forges qu'après avoir pris l'avis de son médecin. Par exemple, qu'un calculeux, ne soupçonnant pas l'existence d'une pierre dans la vessie, vienne *proprio motu* prendre les Eaux à Forges, son état sera promptement aggravé. Les phtisiques au début n'auraient pas à se louer de leur séjour à cette station, etc. Cependant, bien entendu il n'est pas nécessaire, ainsi que le conseillent les deux honorables médecins cités plus haut, de se préparer à prendre les eaux en se faisant saigner, en absorbant des purgatifs et des vomitifs.

Linaud et Larouvière, qui se sont beaucoup appesantis sur le régime à suivre pendant le séjour à Forges, entrent dans les détails les plus minutieux, avec la faconde propre aux médecins du XVIIe siècle. Il n'y a pas lieu de rapporter ici tout ce qu'ils ont écrit ; cependant je ne puis résister à la tentation de citer les deux passages suivants, qui

*

sont d'ailleurs pleins d'à propos en 1895. Linaud écrit (1697) : « Enfin, voilà nos malades arrivés à Forges, et, si je ne me trompe, en état d'aller aux sources des eaux minérales qui y sont, si on est mis dans celui où je demande qu'on soit pour en boire. Mais je croirais n'avoir encore presque rien fait en leur faveur, si je n'essayais à présent de leur apprendre la vraie manière de les prendre en effet comme il faut, pour en tirer tout l'avantage qu'ils y vont chercher. C'est ce que je vais faire d'autant plus volontiers que j'ai remarqué à Forges, que quelques buveurs y prenaient les eaux si mal, que j'aurais été plus surpris, de la manière que je les voyais se conduire dans l'usage de ce grand remède, de les y voir trouver tout le secours qu'on leur en avait promis, que je n'ai été étonné qu'ils n'aient reçu que de légers soulagements aux maux pour lesquels on les y envoyait. Et puis, dit-on, les médecins n'y entendent rien ; ce remède, publie-t-on partout, dont on fait tant de cas, n'a pas, à beaucoup près, tout le mérite qu'on lui donne. » Et Larouvière (1699): « Etant préparé comme je viens de le dire, on descend à la fontaine ; c'est icy que ceux qui arrivent ont besoin de se tenir en garde contre les discours à perte de vue qui se font en cet endroit et contre les différents avis, souvent nuisibles qu'on y propose. Il arrive là, plus qu'ailleurs, ce qui est fort ordinaire dans le monde, et qui est la cause de plusieurs faux jugements; on tire une conclusion générale d'un ou deux faits particuliers. Tel s'est trouvé incommodé après le 3e ou le 4e verre, qui ne veut pas qu'on passe cette quantité; un autre qui en a bu jusqu'à 15 et qui les a rendus facilement, assure qu'on ne peut en trop boire; mais ce n'est pas sur ce qu'on entend dire là, qu'il faut se régler. »

Il faut descendre à la source sur les 5, 6, 7 ou 8 heures du matin, quand le soleil a dissipé les brouillards : plus tard la chaleur survient, et l'on doit laisser un certain laps de temps entre la prise de l'eau et le déjeuner. Il est nécessaire de faire un peu d'exercice avant de boire.

Il est important de toujours commencer à prendre les eaux par petites quantités, en augmentant chaque jour jusqu'à concurrence de 5 à 6 verres au maximum. L'estomac doit s'habituer progressivement à recevoir cette surcharge de liquide;

chaque verre doit être espacé de dix minutes à un quart d'heure, et le buveur doit marcher dans l'intervalle.

Je crois que la Cardinale doit être laissée de côté au début et qu'il faut commencer par la Reinette.

Cette eau doit être prise à jeun, pure et à la température des sources; cependant, on peut ajouter un peu d'eau chaude, ce qui ne fait pas perdre la qualité des eaux, contrairement à l'avis de Linaud. Il ne faut pas s'attacher trop scrupuleusement à boire tous les jours certaine quantité égale de verres : il faut consulter son estomac.

Les eaux ne se rendent pas immédiatement : mais, aussitôt que la débâcle a commencé, l'effet diurétique est continu. « Quand une fois ces eaux, qui d'abord vont lentement, ont pris leur cours, il n'y a plus rien à craindre, à peine en a-t-on pris un verre qu'on en rend un ou deux, et c'est la joie des buveurs. » LINAUD.

On déjeune trois heures ou trois heures et demie après le dernier verre. Promenade dans le parc ou la forêt. A Forges le déjeuner est à 11 heures ou 11 heures 1/2. Si la faim presse, on peut prendre, en attendant, une tasse de lait avec du pain ou un œuf. C'est à ce déjeuner qu'est la pierre d'achoppement du traitement : le buveur, doué généralement d'un bon appétit, s'assied avec une véritable boulimie; il trouve une table excellente; la viande y est succulente, par suite des très bons pâturages. Comme imposer aux hôteliers des stations thermales, en France, un régime particulier aux malades, est impossible, c'est le malade lui-même qui doit avoir la sagesse d'y suppléer. Viande en quantité modérée, beaucoup de légumes, de fruits, de laitage, du cidre ou du vin blanc mélangé d'eau de la Reinette; fromage à la crème (réputation de Forges).

Après le déjeuner, plusieurs personnes aiment à faire la sieste : je crois qu'il vaut mieux consacrer une ou deux heures, pendant la forte chaleur, à lire les journaux, faire sa correspondance, etc., et de là aller vers les 2 heures, soit au parc, soit dans les forêts environnantes prendre le frais. Vers les 4 heures, promenades à pied, vélocipède, etc.

Comme le dit Linaud, « on ne manque presque jamais, toutes les après-dînées, d'être attaqué d'une envie de dormir invincible. Si on s'y laissait aller, on ne manquerait pas, généralement parlant, de s'en trouver mal et d'en sortir tout au moins avec quelque mal de tête, des pesanteurs de tout le corps. » Linaud conseille, pour vaincre ce sommeil, de se livrer à la marche.

Le dîner est à 7 heures. On peut, si l'on est près des sources, vers 5 heures, reprendre un peu d'eau. Le dîner sera très léger, et on se couchera vers 9 ou 10 heures.

Je n'ai pu que donner une idée générale du régime à suivre pendant la saison des Eaux; mais, de même que pour les bains et les douches, qui sont un adjuvant nécessaire du traitement, il est absolument indispensable d'être dirigé dans sa cure par un médecin « spécialiste », comme dans toutes les stations d'eaux thermales.

Je suis très heureux de terminer ce travail par les quelques lignes suivantes, dans lesquelles le Dr Mathon a bien voulu tracer brièvement le régime qu'il fait suivre aux buveurs de Forges atteints de la gravelle.

« La cure est généralement de 30 jours; la quantité d'eau ingérée, de 100 à 800 grammes, la moitié la matinée et l'autre l'après-midi en 2 ou 3 fois à 20 minutes d'intervalle. Boire l'eau lentement, en se promenant; promenade entre chaque verre.

Le dernier verre doit être terminé au moins une heure avant le repas.

L'on commence par la Reinette, et l'on arrive, par des mélanges à la Royale et à la Cardinale, à boire ces dernières pures.

Souvent, les derniers jours du traitement, on revient progressivement à la source la plus faible. Quelquefois l'on ajoute à l'eau, pour la rendre moins crue, un peu de sirop de gomme et aussi des principes médicamenteux : noix vomique, liqueur de Fowler, etc.

La journée du buveur se trouve répartie ainsi :

A 6 1/2 heures matin, bain ou douche;
7 1/2 heures, petit déjeuner;
9 1/2 heures, eau;
11 1/2 heures, déjeuner;
4 1/2 heures, eau;
6 1/2 heures, dîner. »

BIBLIOGRAPHIE

1601 L'hydrothérapeutique des fontaines médicinales nouvellement découvertes à Rouen, par Du Val.

1607 Recueil de la vertu de la fontaine médicinale de Saint-Eloi, dite de Jouvence, par Pierre de Grousset, apothicaire du prince de Condé (Vitray) (Bibl. Nat., Te, 163, 789 in-8, 34 pages).

1631 Discours au Roy, touchant la nature, vertus, effects et usage de l'eau minérale de Forges, par Jacques Cousinot, docteur régent de la Faculté de médecine de Paris, conseiller et médecin ordinaire du roi Louis XIII. (Bibl. Nat., Te 163, 790, in-8).

1647 Lettres de Cousinot.

1648 Thèse de de Mauvillain sur les Eaux de Forges, traduit du latin en français par de Filzac, chirurgien.

1697 Nouveau traité des eaux minérales de Forges, par M. B. Linaud, D. en médecine, in-8.

1699 Nouveau système des eaux de Forges, par J. Larouvière, médecin du Roy, intendant des eaux de Forges.

1702 Lettres de M. Guérin, docteur en médecine, et de M. Le Givre, touchant les minéraux qui entrent dans les eaux de Sainte-Reine et de Forges.

1708 Travail sur les eaux de Forges par M. Denis Dodart, conseiller médecin de Louis XIV. (Mémoires de l'Académie des sciences.)

1735 Analyse des Eaux de Forges et principalement de la source appelée la Royale, par Gilles Buelduc, professeur de chimie. (Mémoires de l'Académie des sciences, 12 nov.)

1741 Traité de matière médicale, par Geoffroy, pharmacien chimiste.

1751 Traité des eaux et des fontaines minérales de Forges par Dounet, docteur en médecine de la Faculté de Montpellier.

1756 Analyse des eaux de Forges, par Antoine Marteau, docteur en médecine.

1772 Traité analytique des eaux minérales, par Raulin.

1772 Nouvelle hydrologie, par Monnet.

1778 Collection d'observations sur les maladies et constitutions épidémiques, par Lépecq de la Cloture, docteur à Rouen.

1842 Notice sur les eaux de Forges, par Cisseville. (Rouen) Bibl. Nat. Te 163, 797, in-4.

1867 Notice sur les sources ferrugineuses et l'établissement thermal de Forges-les-Eaux, par M. le Dr Caulet.

1893 Histoire des Eaux de Forges, depuis leur découverte au XVIe siècle jusqu'en 1789 par M. Bouquet, professeur du Lycée Corneille (Rouen).

TABLE DES MATIÈRES

DEUXIÈME PARTIE

Du traitement de la gravelle urique par les eaux minérales de Forges.

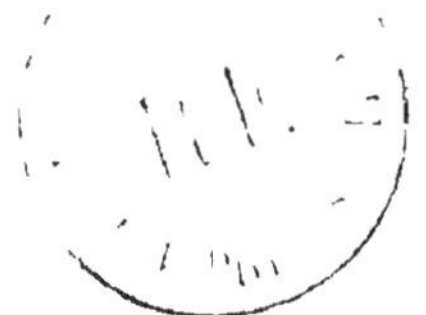

Mâcon, imp. PROTAT frères.

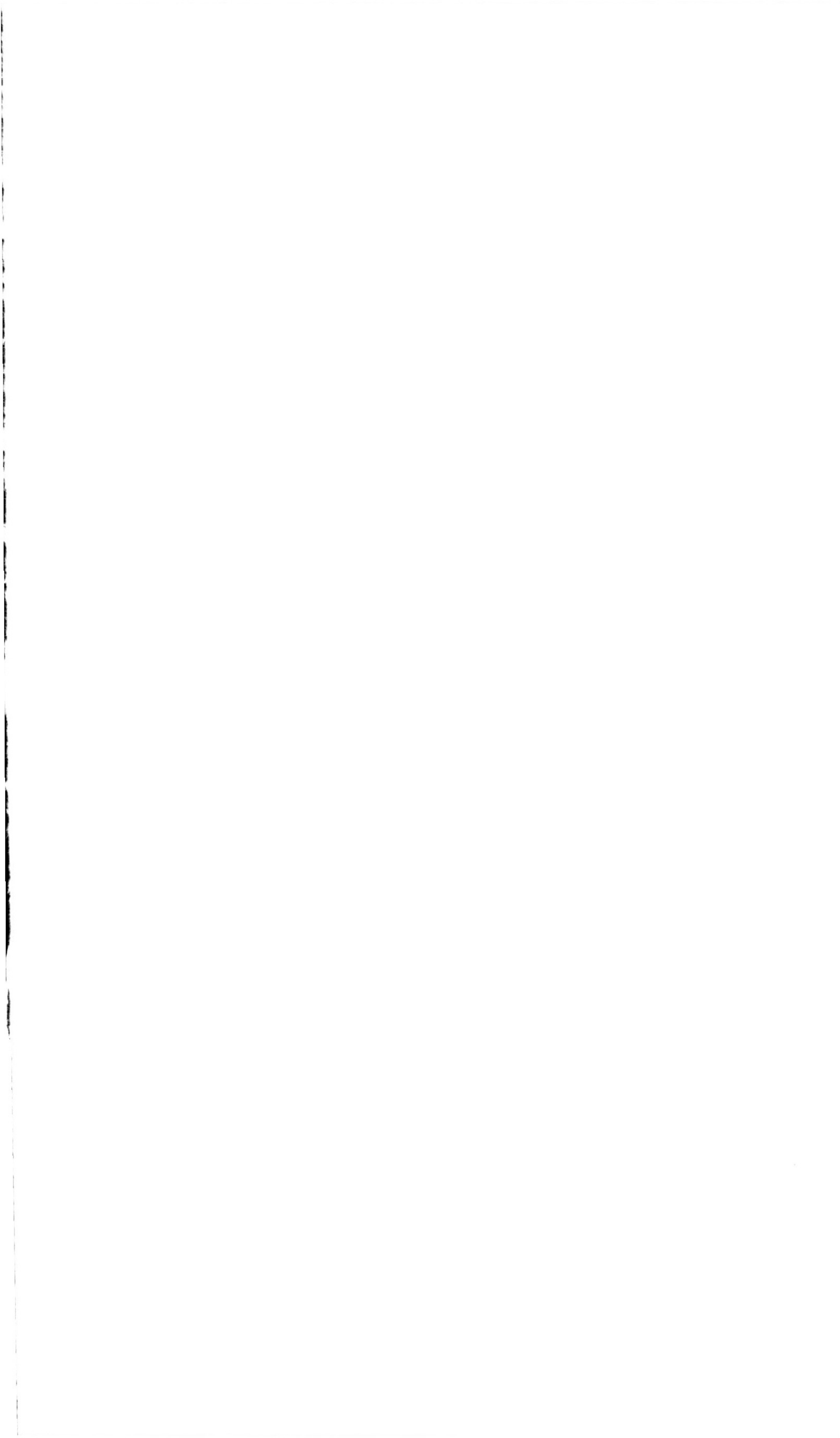

www.ingramcontent.com/pod-product-compliance
Ingram Content Group UK Ltd.
Pitfield, Milton Keynes, MK11 3LW, UK
UKHW020238220726
13923UKWH00002B/734